AF385612

L'ART

D'ADMINISTRER LES MÉDICAMENTS

AUX ENFANTS

L'ART

D'ADMINISTRER LES MÉDICAMENTS

AUX ENFANTS

PAR LE

Dr PAUL CORNET

Professeur aux Écoles d'infirmières de la Ville de Paris

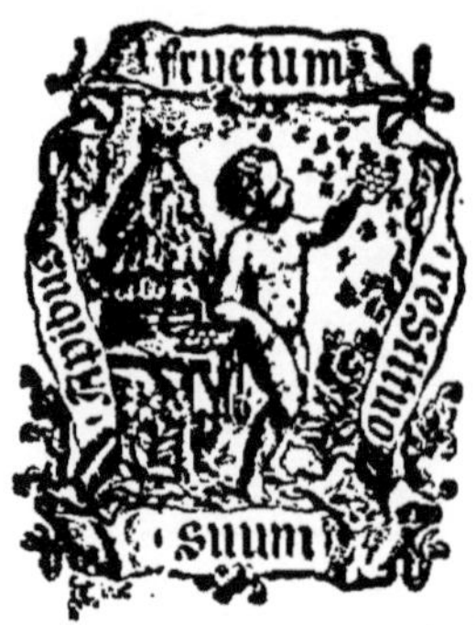

PARIS

SOCIÉTÉ D'ÉDITIONS SCIENTIFIQUES

PLACE DE L'ÉCOLE-DE-MÉDECINE

4, RUE ANTOINE-DUBOIS, 4

—

1892

La division de l'ouvrage est bien simple. Autant de chapitres, autant de médicaments ou de médications, et les chapitres sont classés d'après l'ordre alphabétique.

PRÉFACE

Ce petit livre s'adresse à vous, mère de famille. C'est un timide interprète qui vient s'interposer entre la science et la tendresse maternelle, entre le médecin et une mère de famille, pour transmettre à celle-ci, dans tous ses développements et ses sous-entendus, la parole de celui-là.

Le docteur a visité votre cher enfant. Il l'a reconnu malade; il vous a laissé, pour le guérir, une ordonnance écrite et vous a donné bienveillamment quelques explicaions verbales sur la façon d'administrer les médicaments prescrits. Mais vous, tendre mère, troublée, inquiète ; toute émotionnée par cette visite, attendue à la fois avec tant d'impatience et tant d'appréhension, vous avez entendu le docteur sans l'écouter jusqu'au bout. Et dans l'hypothèse où vous avez bien compris les conseils du maître, ne peut-il pas se faire que, pour les suivre, votre savoir se trouve en défaut ? Car notre nature est ainsi faite, que les choses apparemment les plus simples, nous croyons les connaître ; et que précisément ce sont celles-là que nous ignorons.

Eh bien ! ces connaissances élémentaires qui vous manquent, ce Manuel vient vous les offrir ; et cela sans autre prétention que de vous être utile en matière médicale, et de vous faire aimer d'autant plus les moindres secrets de cet admirable domaine, que vous les comprendrez mieux. Ce petit livre va vous apprendre à *faire un cataplasme*, à *panser un vésicatoire*, à *administrer une potion*, etc. etc., instruction modeste, mais éminemment utile.

A quoi servirait en effet toute la science de votre médecin, si ses ordres venaient échouer devant votre impéritie ? A quoi bon tous ces engins médicamenteux, dirigés avec tant de sagacité et de dévouement contre cet adversaire meurtrier qu'on nomme *maladie*, si vous, simple soldat, n'aviez pas bien compris ou n'étiez pas apte à bien exécuter la pensée du chef ?

Contre un pareil ennemi, votre intelligence et votre cœur de mère peuvent ne pas suffire : il leur faut une lueur de savoir. Et l'administration des médicaments aux enfants nécessite d'autant plus impérieusement certaines notions préalables, que vous aurez à compter avec l'indocilité de petits êtres, auxquels notre arsenal de médicaments ne sourit qu'à moitié.

Enfin, et ce sera notre idée dernière : si ces aptitudes que nous vous souhaitons pouvaient jaillir tant soit peu et comme par hasard des quelques lignes qui vont suivre, il nous serait doux de penser qu'un petit ouvrage de vulgarisation aurait été précieux, pour la santé de vos chers enfants, pour la belle science médicale et, en définitive, pour l'humanité.

Dr Paul CORNET.

Juillet 1892.

L'ART

D'ADMINISTRER LES MÉDICAMENTS

AUX ENFANTS

CHAPITRE PREMIER

AFFUSIONS

On entend par *affusion*, un procédé hydro-thérapique consistant à répandre sur tout le corps ou sur une quelconque de ses parties de l'eau le plus ordinairement froide.

L'affusion peut donc être *générale* ou *particlle*.

L'affusion diffère de *l'ablution*, qui est une lotion partielle; de *l'irrigation*, qui est un arrosement local, comme on le pratique dans le *croup* ou dans *l'angine couenneuse; de* la *douche*, dans laquelle il y a projection de l'eau lancée avec une certaine force sur les parties que l'on veut impressionner.

Dans l'affusion, le malade reçoit l'eau d'un ou plusieurs vases que l'on répand sur lui. Ainsi l'enfant est couché ou assis dans une baignoire garnie à son intérieur de plusieurs draps pliés en double.

La baignoire sera placée près du lit pour éviter les déplacements; puis l'on versera, tantôt sur tout le corps, tantôt sur la tête seulement, plusieurs litres d'eau à 12 ou 18 degrés.

Chose curieuse, les affusions froides ont, suivant leur durée ou leur mode d'application, des effets *calmants* ou des effets *stimulants*. Ainsi, à peu de distance, les affusions froides diminueront la fièvre de votre enfant; au contraire, à une hauteur plus élevée, le même procédé réveillera son système nerveux.

Il est une autre remarque dont la curiosité va vous surprendre, c'est que les affusions froides sont utiles et inoffensives, alors même que la chaleur du corps est élevée au point de produire la sueur, mais à une condition, c'est que l'opération soit de courte durée. L'enfant se trouve dans ces conditions de température élevée et de sueur, lorsqu'il subit l'étreinte d'une fièvre intense (fièvre typhoïde, scarlatine, etc. etc.) : maladies dans lesquelles le médecin peut conseiller des affusions froides.

CHAPITRE II

BAINS

Les bains, sous leur modeste allure, sont une précieuse ressource dans la médecine des enfants. Dans bien des circonstances, le médecin compte beaucoup plus sur l'efficacité de l'eau simple portée à une certaine température, que sur l'action parfois peu certaine de tel ou tel médicament. Dans les situations graves, alors que le docteur se prodigue en recherches et en dévouement pour arracher un pauvre enfant à la violence destructive d'une fièvre meurtrière, c'est encore aux bains qu'il s'adresse comme à la dernière planche de salut.

Mais, faut-il vous dire la vérité ? Il n'est pas toujours facile de vous convaincre, ô mère de famille ; alors même que la santé de votre enfant devrait vous contraindre à une obéissance toute passive et toute confiante. Vous avez peur des bains administrés comme médicaments. En vertu d'un préjugé ancien et futur pour longtemps encore, vous redoutez l'action de l'eau froide, par l'habitude où vous restez d'attribuer au froid la cause d'un grand nombre de maladies. L'idée seule de plonger dans l'eau tiède ou froide un petit corps tout bouillant de fièvre vous épouvante et vous effraie. C'est une grosse erreur, et malheureusement la santé des enfants en paie quelquefois les frais.

Nous pouvons distinguer les *bains simples* et les *bains médicamenteux*.

BAINS SIMPLES

Les bains simples se donnent avec de l'eau de fontaine ou de rivière, froide ou portée à une certaine température. Ils nous intéressent tout particulièrement à cause de leur emploi fréquent. L'action de ces bains réside exclusivement dans la température de l'eau, et cette action varie suivant cette température.

Prenez toujours la température d'un bain, à à l'aide du *thermomètre*. Grâce à cet instrument, nous pouvons classer les bains d'une façon précise suivant leur température :

Ainsi, nous nommerons :

Bains froids, ceux qui ne marquent pas 20 degrés au thermomètre ;

Bains rafraîchissants, ceux qui marquent de 20 à 25 degrés ;

Bains tièdes, ceux de 25 à 32 degrés ;

Bains chauds, ceux de 32 à 40 degrés.

Bains froids. — Excellents et hygiéniques. On peut augmenter leur action stimulante en y ajoutant un des excellents produits hygiéniques et antiseptiques de la maison Bobeuf.

Laissez l'enfant dans l'eau quelques secondes seulement, essuyez-le rapidement, en le frictionnant modérément avec un linge sec ou modérément chauffé.

Pour les enfants nés chétifs, et dont l'organisme se développe avec lenteur, il est bon d'ajouter au bain de 500 grammes à 1 kilogramme de *sel de cuisine*. On leur fait prendre ainsi des *bains salés*, qui stimulent les fonctions de la peau et activent leur nutrition.

Les bains froids sont avantageusement remplacés par de simples *lavages froids*, pour les enfants trop chétifs qui ne peuvent réagir convenablement contre l'action des premiers. D'ailleurs votre médecin doit posséder toute votre confiance ; c'est donc à ce seul juge compétent qu'il faudra vous adresser pour savoir si votre enfant est justiciable des bains froids ou simplement des lavages froids.

Les **bains tièdes** sont les plus employés, soit comme calmants, soit pour combattre la fièvre occasionnée par une maladie quelconque. Il va sans dire que pour chaque cas particulier le médecin traitant peut seul apprécier s'il y a lieu d'adopter ce mode d'intervention.

Un bain tiède provoque remarquablement le sommeil chez un bébé nerveux ou tourmenté par une excitation morbide quelconque (dentition, etc.). La durée du bain ne doit jamais dépasser dix minutes ; et, s'il arrive que dans l'eau votre enfant se trouve affaibli jusqu'à menace de syncope, donnez-lui quelques gouttes d'eau-de-vie dans une cuillerée à café de lait ou d'eau sucrée.

BAINS MÉDICAMENTEUX

Cette catégorie de bains comprend ceux qui sont administrés avec de l'eau simple ou chaude dans laquelle on ajoute des substances médicamenteuses. Suivant la nature de ces substances, on a :

Des bains alcalins;
— *aromatiques;*
— *gélatineux;*
— *sulfureux;*
— *sinapisés.*

De cette liste, nous retenons les *bains sina-pisés*, qui nous intéressent par l'utilité et la fréquence de leur emploi. Vous les faites avec de *l'eau tiède*, dans laquelle vous mettez un certain poids de *farine de moutarde*, le mot moutarde ayant comme synonyme en langue grecque : *sinapis*. L'enfant, dès sa naissance, est souvent plongé dans un bain sinapisé, qui le tire de sa stupéfaction, et le fait saluer, par son premier cri, l'aurore de son existence.

Plus tard, dans des circonstances plus pénibles, lorsqu'il s'agit, non plus de donner le jour à l'enfant, mais de l'arracher aux étreintes de la mort, vous verrez le médecin lutter par les bains sinapisés contre l'asphyxie ; que ce symptôme ait pour cause le croup ou une affection pulmonaire quelconque.

Dans tous les cas, il importe, *après le bain*, de bien essuyer l'enfant avec un linge chaud, dans le but de débarrasser complètement ses téguments des particules de moutarde, dont le contact trop prolongé pourrait avoir un effet nuisible.

CHAPITRE III

CATAPLASMES

Le mot cataplasme éveille l'idée d'un médicament très simple, facilement préparé et administré, dans tous les cas et par tous. Il n'en est rien.

Et puis, les cataplasmes n'ont pas le bonheur de certains peuples. Ce sont des médicaments qui ont leur histoire, et cette histoire ne manque pas d'attraits par les considérations qu'elle soulève.

Toutefois, je veux bien reconnaître que ces topiques, de la façon dont ils se présentent à nos regards, ne transportent pas l'âme jusqu'à l'enthousiasme. Ce sont, en effet, de vulgaires bouillies épaisses préparées avec des substances non moins vulgaires et variées qui peuvent être : de la *farine de lin*, de l'*amidon*, du *riz*, de l'*orge*, de la *fécule de pomme de terre*, de la *mie de pain*, de l'*oignon*, de l'*ail*, de la *feuille* ou *racine de guimauve*, de la *pulpe* ou *racine de carotte*, etc.

Que cette nomenclature ne vous effraie pas. Les cataplasmes de farine de lin seuls vont vous occuper ; sur leur préparation et application sont calquées celles des autres.

Les *cataplasmes de farine de lin* sont composés de farine et d'eau portée à une certaine température.

La farine de lin doit être fraîche et de première qualité ; et, pour obtenir le maximum de certitude à cet égard, prenez-la toujours chez le pharmacien, jamais chez l'épicier. Celui-ci, en effet, n'ayant aucune connaissance technique, ni d'autre bonne volonté qu'une aptitude plus ou moins grande au commerce, débite, sans le savoir, des farines de lin le plus souvent falsifiées : soit qu'elles aient été privées en totalité ou en partie de l'*huile de lin* qu'elles contiennent naturellement, et qui sert à l'industrie ; soit qu'on l'ait mélangée à de la *sciure de bois* ou à du *son ;* soit qu'elle soit vieille ou *rance*, et par suite *irritante*. Votre pharmacien, au contraire, dont la haute science sait apprécier par l'analyse chimique les qualités ou les altérations d'un produit, vous fournira de la farine de lin fabriquée par des droguistes savants et consciencieux, et non par des industriels plus ou moins spéculateurs.

La farine de lin, de qualité supérieure, doit se tasser en une seule masse lorsqu'on en prend une poignée; et si, après cette pression, la main est brusquement ouverte, la masse formée doit subsister avec sa forme première. La farine de lin doit être, en outre, inodore ou à peu près; aussi garderez-vous bien de la confondre avec la *farine de moutarde*, laquelle, humectée, dégage une odeur pénétrante et caractéristique : ces deux médicaments produisant sur la peau des effets contraires, vous devinez facilement quels graves inconvénients peut présenter la substitution d'une farine à l'autre. Enfin, la farine de lin doit avoir une saveur douce, et graisser instantanément le papier sur lequel on l'applique.

Dans les cataplasmes, avons-nous dit, il y a de la farine de lin et de l'eau. Celle-ci n'est pas un facteur indifférent. Je dirai plus, l'eau dans le cataplasme occupe un rôle prépondérant et presque exclusif; et la farine de lin semble n'avoir d'autre action que de retenir l'eau par la viscosite de la pâte, et de permettre ainsi le maintien sur la surface de la peau d'un *bain local* plus ou moins prolongé.

On emploie les cataplasmes comme émollients, comme calmants, dans toute manifestation inflammatoire où ces topiques sont applicables. *Soulager est une œuvre divine*, a dit Hippocrate ; aussi les cataplasmes occupent-ils, sous la plus humble des réputations, un des premiers échelons de l'échelle médicamenteuse.

Préparation des Cataplasmes

Pour faire un cataplasme, il existe deux procédés :

1º Ou bien, vous délayez la farine de lin dans un peu d'eau froide, et vous ajoutez à ce premier mélange de l'eau bouillante en quantité convenable pour obtenir par l'agitation une pâte ni trop épaisse ni trop molle ;

2º Ou bien, vous faites bouillir directement un mélange de farine de lin et d'eau froide, en agitant sans cesse jusqu'à la consistance voulue. Pour ce deuxième procédé, l'emploi du bain-marie est préférable à l'ébullition directe, car il arrive très souvent qu'à feu nu et tant soit peu vif la bouillie adhère au fond du vase qui sert à la préparer.

Quel que soit le procédé choisi, vous versez la pâte sur une mousseline dite *tarlatane*, ou tout simplement *toile à cataplasme*. Vous l'étalez à l'aide d'une cuiller en bois ou en métal, et vous repliez sur eux-mêmes les quatre bords de la toile.

Application des Cataplasmes

Pour appliquer sur l'endroit malade le gâteau cataplasmique, saisissez-le par les bords et renversez-le promptement sur la peau, en ayant eu soin jusque-là de le tenir bien horizontalement. Si le cataplasme est de grande dimension, vous le pliez en deux et l'apportez ainsi au-dessus de la peau pour l'y déposer par son milieu et rabattre ensuite chacun de ses côtés.

Vous devrez veiller à ce que le cataplasme ne soit ni trop chaud, au point de faire souffrir le jeune patient, ni trop froid, car alors ses propriétés seraient pour ainsi dire nulles.

Rappelons-nous que ces médicaments externes

agissent principalement par l'eau qui entre dans leur composition, par l'*humidité chaude* qu'ils entretiennent sur une surface circonscrite du corps. Il y a donc intérêt à prolonger le plus possible cette action bienfaisante : on y parvient en mettant par-dessus le cataplasme, une fois qu'il est appliqué sur la peau, un morceau de toile imperméable qui l'isole ainsi pendant un long temps dans une atmosphère humide et chaude. Cette toile est une étoffe gommée, de couleur verte ou jaune; nous l'employons fréquemment en chirurgie pour le pansement des plaies; on la trouve dans le commerce sous le nom de *taffetas gommé*.

Le temps pendant lequel un cataplasme doit rester sur la peau est ordinairement fixé par le médecin. Cette durée varie suivant l'effet voulu; elle peut être d'un quart d'heure ou d'une demi-heure, comme aussi de plusieurs heures.

CATAPLASMES SINAPISÉS

Ce sont des cataplasmes de farine de lin exactement préparés comme ci-dessus, à la surface extérieure desquels on a étalé une légère couche de *farine de moutarde*. Il est bien entendu, n'est-ce pas, que *c'est par-dessus la toile*, après la préparation *complète* d'un cataplasme de farine de lin, que vous devez saupoudrer de farine de moutarde la face qui doit être en contact immédiat avec le corps, de façon à transformer ainsi ce cataplasme de farine de lin en cataplasme sinapisé.

Ce sont des *révulsifs* énergiques dont l'action prompte est merveilleuse. Aussi les employons-nous souvent, avec une tendance de plus en plus marquée de notre part à les substituer aux vésicatoires dans les affections pulmonaires graves. Ils nous sont surtout précieux lorsque la situation de notre malade exige un résultat rapide et presque instantané.

Il est donc de première importance que vous sachiez bien les faire et les appliquer. Nous savons que la prescription des cataplasmes sinapisés ennuie parfois les mères, parce qu'elle nécessite un petit travail manuel que nous faisons répéter, souvent plusieurs fois dans une journée.

Puissiez-vous être encouragée par cette pensée que vos efforts seront toujours récompensés, et que vous constaterez souvent vous-même l'admirable rapidité d'action d'un traitement que notre conscience nous interdit, dans des cas déterminés, de remplacer par un autre.

Si la *durée d'application* peut être longue pour les cataplasmes de farine de lin, celle des cataplasmes sinapisés est *constamment courte:* laissez-les *cinq à six minutes;* quelquefois dix minutes, jamais plus. D'ailleurs, vous enlèverez le cataplasme sinapisé lorsqu'apparaitra sur la peau une rougeur intense et persistante. Ayez enfin le courage de voir votre enfant verser quelques pleurs; car, de même que vous ne ferez jamais d'omelettes sans casser des œufs, de même vous provoquerez la douleur par l'application d'un médicament dont l'activité et les bienfaits résident dans l'irritation superficielle qu'il produit.

Cependant, certains enfants sont tellement nerveux et sensibles, que les cataplasmes sinapisés trouvent chez eux leur unique contre-indication.

CATAPLASMES DE POMMES DE TERRE
OU D'AMIDON

Vous faites bouillir dans un poêlon couvert trois quarts de litre d'eau, à laquelle vous ajoutez peu à peu, préalablement délayée dans un quart de litre d'eau, la fécule de pomme de terre ou la poudre d'amidon. Voici les meilleures proportions : 100 grammes de fécule de pommes de terre ou d'amidon pour 1 litre d'eau.

Maintenez l'ébullition pendant quelques instants, et retirez du feu en continuant d'agiter la masse jusqu'à consistance d'empois.

CHAPITRE IV

COLLUTOIRES

Les *collutoires* sont à la médecine des enfants ce qu'est le *gargarisme* à celle des adultes.

Ce sont des médicaments liquides, plutôt visqueux, toujours prescrits en petite quantité. Aussi sont-ils toujours délivrés par le pharmacien dans de tout petits flacons. Les collutoires, considérés dans leur composition, sont formés de deux parties : l'une, qui est là simplement pour recevoir l'autre, est la partie liquide qui donne au collutoire sa consistance et son volume ; elle est la quantité et non la qualité, et peut être du *miel rosat*, du *sirop de mûres*, de l'*eau distillée*. L'autre partie du collutoire est le *principe actif*, c'est-à-dire la substance sur laquelle le médecin fonde ses espérances ; elle est ordinairement en petite quantité et dissoute par le pharmacien dans le premier liquide qu'on nomme pour cela *véhicule* ou *excipient*. Le principe actif d'un collutoire peut être de l'*alun*, du *chlorate de potasse*, du *borate de soude*, de l'*acide lactique*, de l'*acide salicylique*, de l'*acide phénique*, du *camphre*, de l'*aconit*, etc. etc.

La destination des collutoires est réservée pour la bouche, le fond de la gorge, la langue, les gencives, le voile du palais, pour chacun de ces endroits isolément, ou pour tous à la fois.

Ces médicaments sont toujours préparés par le pharmacien. Les flacons qui les remferment ont ordinairement une large ouverture pour permettre le passage d'un pinceau imbibé du liquide. Pour appliquer les collutoires, vous vous servez naturellement d'un *pinceau*, et l'opération que vous faites ainsi s'appelle *badigeonnage*. Le pinceau sera à long manche, *droit* ou *courbe*, terminé par une chevelure en blaireau, en poil de chèvre ou en charpie. Quel que soit le pinceau et quel que soit le collutoire, il vous suffit de tremper le premier dans le médicament en agitant bien dans le but d'atteindre les produits qui, n'étant pas dissous, pourraient déposer au fond du vase. Après chaque badigeonnage, il est nécessaire de laver le pinceau dans l'eau pure et de l'égoutter, et de ne pas le laisser séjourner dans le collutoire sous aucun prétexte.

Il est un mal de gorge dit *angine couenneuse* qui peut réclamer l'usage de pinceaux plus rigides que les précédents. Dans ce cas, l'opérateur n'est plus vous, mais le médecin; car il faut de l'énergie et de la présence d'esprit, et les situations graves ne sauraient toujours, soit dit sans aucun reproche, vous inculquer ces rares qualités.

Si le collutoire est destiné aux gencives ou à la langue, il vous suffit de promener le médicament à l'aide du doigt.

CHAPITRE V

COMPRESSES

Les compresses sont des pièces de linge, de grandeur moyenne, destinées à être appliquées sur les plaies. Elles sont sèches ou imbibées d'un liquide médicamenteux quelconque (eau blanche, infusion de fleurs de sureau ou de camomille, eau boriquée, eau phéniquée, etc. etc.).

Par extension, on désigne encore sous le nom de compresses des sacs remplis de glace.

Les *compresses de glace* s'appliquent sur la tête, sur l'abdomen, partout où il est possible et où il y a lieu d'utiliser l'action précieuse du froid. On concasse la glace par petits morceaux en l'enveloppant dans un linge qui sera de préférence un morceau de flanelle, et en la brisant à travers cette enveloppe à l'aide d'un morceau de bois. Vous introduisez les morceaux de glace dans un *ballon* de *caoutchouc* ou dans une *vessie dégraissée;* ou bien encore, et tout simplement, bien qu'avec moins de commodité, vous enveloppez la glace dans du *taffetas gommé*. Nous avons eu l'occasion déjà de parler de ce tissu (*Cataplasmes*, page 19).

Si le sac de glace doit être appliqué sur la tête, ne le remplissez qu'à moitié, car il tiendrait difficilement sur place sans cette précaution. Vous pouvez d'ailleurs favoriser davantage l'immobilité de la compresse, en fixant le sac par une bande attachée au chevet du petit malade.

Nous prescrivons dans bien des cas des *compresses d'eau froide*. Ce sont de petits linges ou un mouchoir imbibés d'eau, laquelle eau possède la température de la chambre. Les affections de la tête sont particulièrement justiciables de ce genre d'intervention. Dans ces cas, vous renouvelez les compresses fréquemment, toutes les deux ou trois minutes : car l'excès de chaleur du corps, produit par la maladie, élève rapidement par contact celle de la compresse, qui devient de ce fait très vite inutile, si on n'a le soin de la renouveler.

Avant d'appliquer les compresses, il faut les exprimer un peu entre les mains; de plus il est préférable qu'elles soient faites avec de petits linges assez épais, dans le but d'empêcher leur trop prompte dessiccation.

CHAPITRE VI

COLLYRES

Ce sont des topiques ou médicaments pour l'usage externe, exclusivement destinés aux maladies des yeux ou des paupières. Ils peuvent avoir plusieurs consistances qui permettent d'établir trois variétés distinctes. Les collyres sont, en effet, ou *liquides*, et ce sont les plus nombreux; ou bien ils sont *mous*, analogues à des pommades, et prennent pour ce motif le nom de *pommades ophtalmiques* ou pommades pour les yeux. On connait enfin les *collyres secs*, qui sont de véritables poudres qu'on insuffle dans l'œil.

Administration des Collyres liquides

Il y a deux façons de les administrer, suivant la nature du mal et l'indication du médecin.

1° Par *instillation*, c'est-à-dire par versement goutte à goutte, à l'aide d'un instrument dit *compte-gouttes;*

2° Par *bain dans une œillère*, à l'aide d'un petit réservoir destiné à baigner largement le globe de l'œil.

Instillation. — Vous apprendrez le jeu du *compte-gouttes*, en le maniant vous-même, bien mieux que par des explications théoriques. Servez-vous de préférence d'un instrument *calibré*, *gradué*, qui verse des gouttes rigoureusement égales les unes aux autres, et que vous trouverez chez le pharmacien en précisant votre volonté, dans le cas où le médecin vous a laissé libre choix.

Pour instiller un collyre, vous commencez par renverser en arrière la tête de l'enfant; ensuite vous écartez les paupières avec deux doigts de la main gauche, et faites tomber au milieu du globe de l'œil, en tenant le compte-gouttes un peu au dessus, le nombre de gouttes prescrit par le docteur.

Bain dans une œillère. — Celle-ci est une petite baignoire en verre ou en porcelaine; ce peut être encore un coquetier ou une cuillère en argent ; je spécifie la nature du métal, parce que toute autre cuillère pourrait décomposer certains collyres. Vous recommandez à votre enfant (et il est bien entendu que pour la circonstance nous le supposons raisonnable) de s'incliner fortement en avant et d'appliquer le pourtour de son œil contre les bords de l'œillère. Dites à l'enfant d'ouvrir l'œil dans le liquide, en faisant mouvoir plusieurs fois les paupières.

Administration des pommades pour les yeux

Ces collyres mous ou pommades ophtalmiques s'appliquent à l'aide d'un *tout petit pinceau*. On prend gros comme un grain de blé de pommade qu'on étale sur le bord libre des paupières. Dans certains cas, il faut retourner la paupière sur elle-même, comme les enfants s'amusent parfois à le faire spontanément pour se donner un masque hideux. Comme cette opération est assez délicate, et qu'il faut agir, somme toute, sur des organes qui sont eux-mêmes délicats, je pense que vous serez sage en conviant l'oculiste à pratiquer lui-même ces petites manœuvres.

CHAPITRE VII

GARGARISMES

Les gargarismes sont des médicaments destinés aux adultes, et, si nous en parlons ici, c'est donc exclusivement pour des enfants d'un certain âge, ou mieux pour des adolescents.

Les enfants, en effet, ne savent pas *se gargariser*. Les grandes personnes, au contraire, connaissent parfaitement que, pour accomplir cet acte, il faut prendre dans la bouche une petite quantité du liquide médicamenteux et renverser la tête en arrière. La base de la langue, venant s'appliquer sur la paroi postérieure du pharynx, empêche le liquide d'être avalé. Puis, on détermine un *bruit particulier de glouglou*, c'est-à-dire qu'en chassant lentement l'air accumulé dans les poumons par une longue inspiration, on fait une expiration qui, pour se produire, imprime nécessairement de petites secousses au liquide.

Dans certains maux de gorge, par exemple

dans les inflammations des piliers du voile du palais et des amygdales, le fait de se gargariser devient parfois *très douloureux*. Dans ces cas, notre coutume est de ne pas les prescrire ; l'avantage que nous pourrions retirer du médicament ne compensant pas la douleur produite. Nous conseillons alors au malade d'accumuler dans la bouche une certaine quantité de liquide tiède (eau boriquée, décoction de pavot et racine de guimauve), de laisser ce liquide baigner les parties enflammées, et de le rejeter lorsque le besoin de respirer se fait sentir. On a ainsi un bain local qui offre tous les avantages du gargarisme sans en avoir les inconvénients. Nous disions donc que la forme médicamenteuse qui nous occupe ne saurait convenir aux enfants ; d'abord parce qu'ils ne savent pas se gargariser, ensuite parce qu'il pourrait y avoir danger pour eux à avaler certains gargarismes.

La *composition* des gargarismes est très variable. Ils peuvent être *adoucissants, calmants, astringents, antiseptiques, excitants, narcotiques*, etc. etc. et contenir pour ces différents buts certaines substances que le médecin s'est proposé de faire agir *localement*, et non par la voie de l'estomac.

En nous reportant aux collutoires, nous pouvons établir un parallèle et constater que les gargarismes et les collutoires ont la même destination : la bouche. Toutefois, ceux-ci ont un champ d'opération un peu moins restreint, puisqu'ils s'adressent également aux gencives et aux lèvres. Les gargarismes sont réservés aux adultes, les collutoires aux enfants. Les premiers sont appliqués par le malade lui-même, qui est apte à se gargariser ; les seconds nécessitent le concours d'une autre personne, et quelquefois de plusieurs, si l'enfant n'est pas docile. Le volume d'un gargarisme est ordinairement de 150 centimètres cubes de liquide ; un collutoire, toujours plus petit, mesure 15, 20, 30 ou 45 grammes au plus. Les uns ou les autres sont toujours préparés par le pharmacien, et contiennent, toutes proportions gardées, les mêmes principes actifs : *alun, borate de soude, chlorate de potasse, miel rosat,* etc. etc.

Enfin, pour ce qui concerne la *conservation des gargarismes,* veuillez retenir que, si les collutoires peuvent être conservés plusieurs jours, il en est autrement des gargarismes, qui s'altèrent assez rapidement, surtout en été, et doivent être renouvelés toutes les vingt-quatre heures.

CHAPITRE VIII

HUILES MÉDICINALES

Les huiles dites *médicinales* contiennent *naturellement* ou *artificiellement* des principes utilisés par le médecin dans l'art de guérir. Ainsi l'huile de foie de morue est une huile médicinale *naturelle* parce qu'elle contient en elle-même, avant qu'on l'ait extraite du poisson qui la produit, des principes fortifiants. Au contraire, l'huile camphrée est une huile médicinale *artificielle*, parce que le camphre, qui en fait l'activité, a été introduit par le pharmacien.

Maintenant, promenez-vous avec moi sur le terrain des huiles, et voyons ensemble, dans nos deux catégories, celles qui peuvent nous intéresser.

HUILES MÉDICINALES NATURELLES

L'huile d'amandes douces est retirée par simple expression mécanique des amandes douces et des amandes amères. Ces amandes sont elles-mêmes les fruits d'arbustes originaires de la Provence et de l'Espagne. Elles entrent dans la composition de ces potions particulières dont l'apparence est laiteuse et qu'on appelle loochs (page 66); en elles aussi résident l'apparence et les attraits de ce liquide d'agrément dit *sirop d'orgeat*. L'huile d'amandes douces *pure* n'est pas commune, à cause de son prix de revient relativement élevé; elle est assez souvent remplacée, d'ailleurs sans inconvénients, par l'*huile de noyaux*.

Ces huiles douces sont prescrites assez utilement par cuillerées à dessert ou à bouche, pour relâcher les tissus, ou encore comme liniments (page 60), ou bien en injections (page 49); enfin dans tous les cas de vive inflammation, furoncle, érysipèle, maux d'oreilles, etc.

L'huile de foie de morue jouit encore, et à juste titre, de sa vieille réputation, cela au grand désappointement des enfants. Ceux-ci, pour la disparition des huiles de morue, voteraient avec enthousiasme la destruction de tous les poissons du monde.

Les enfants sont des ingrats. Ils en veulent à leur bienfaiteur, auquel ils doivent souvent l'existence et la force. Car, il faut bien l'avouer : l'huile de foie de morue est, à l'heure qu'il est, le seul médicament qui, manié à propos, nous fournit des résultats toujours admirables et toujours certains. C'est le plus puissant réparateur que nous possédions.

Voyons un peu son origine, ses variétés, son mode d'administration.

Son origine. — L'huile médicinale qui nous occupe provient de ces poissons, très usités dans l'alimentation : les morues. Celles-ci habitent l'océan Septentrional, elles se trouvent en quantités innombrables dans la mer du Nord et sur les bancs de Terre-Neuve, où se donnent rendez-vous, à chaque printemps, les pêcheurs des nations maritimes : le commerce de l'Europe reçoit, en moyenne, par année trente-six millions de morues.

Le foie de la morue est très volumineux et contient une grande quantité d'huile, qu'on employait jadis pour l'éclairage.

Variétés. — L'huile dite de morue provient des foies, non seulement des morues, mais aussi de quelques autres poissons, cousins germains ou issus de germains des susnommés, et qui sont l'*égrefin*, la *dorsch*, le *merlan noir*, la *merluche* et la *lotte*. Toute cette famille engendre une même huile, qu'on a baptisée du nom du poisson qui la fournit en plus grande abondance.

Vous connaissez mieux la distinction des huiles de foie de morue en huile *brune*, huile *blonde*, huile *ambrée* et huile *blanche*. Ces variétés se rapportent aux divers procédés d'extraction. Ainsi, l'huile blanche est celle qui s'écoule la première, à l'aide d'une très légère chaleur, des foies de poissons tassés dans de grandes cuves. Après cette extraction, le produit qui s'écoule en second lieu, par l'agitation et par une chaleur un peu plus élevée, constitue l'huile blonde et l'huile ambrée. Enfin, l'huile brune provient de l'ébullition des foies et débris de poissons après les extractions précédentes.

On dit que les apparences sont quelquefois trompeuses; c'est le cas des huiles de foie de morue. Ainsi l'huile blanche, réservée aux enfants difficiles, est la moins bonne au point de vue des propriétés, parce qu'elle doit sa blancheur à des procédés chimiques qui, pour la rendre incolore, l'ont dépouillée d'une partie de ses principes utiles. L'huile brune, au contraire, considérée dans ses éléments, paraît être la plus tonique ; elle a l'inconvénient d'avoir une odeur et une saveur âcres et désagréables. Aussi donnons-nous la préférence à l'huile blonde, qui tient le milieu sur la gamme des couleurs, et réunit la moyenne des qualités.

Administration. — Donnez l'huile de foie de morue de préférence le matin. La dose prescrite peut varier d'une à plusieurs cuillerées à bouche. Si votre enfant est jeune, vous ferez bien de commencer par une cuillerée à café, pendant plusieurs jours ; par ce moyen vous tâtez sa susceptibilité à l'action du médicament, et vous favorisez l'accoutumance. Enfin, en atteignant peu à peu la quantité voulue pour un breuvage qui n'est pas agréable pour tous, vous vous montrez conciliante.

Certains enfants supportent difficilement l'huile de foie de morue, malgré toute leur bonne volonté pour la prendre. Chez eux les fonctions digestives s'accomplissent mal, et l'intolérance de leurs organes pour le médicament se manifeste par des vomissements et de la diarrhée. Faites part de ces troubles à votre médecin.

La plupart des enfants, et cela fort heureusement, supportent très bien l'huile de foie de morue. Plusieurs d'entre eux, mais en nombre bien insuffisant pour constituer la majorité, prennent cette huile avec délices, et quelquefois avec une certaine voracité.

Mais le plus souvent, dans les cas les plus communs, et c'est avant tout cette situation moyenne que nous devons considérer, vous aurez à lutter contre le refus formel des enfants à prendre un breuvage qui ne leur plaît point.

Vous aurez alors à vous armer de patience et pourrez avoir recours à l'un ou à l'autre des artifices que voici :

1° Si votre enfant est déjà grand, recommandez-lui de se rincer plusieurs fois la bouche avec un mélange à parties égales de cognac et d'eau. Plongez la cuiller dans ce même mélange, et une fois pleine d'huile, portez-la aussi profondément que possible dans la bouche de votre enfant dont la tête sera penchée en arrière. Après avoir avalé l'huile et immédiatement après, l'enfant prend une cuillerée de la mixture précédente. Grâce à celle-ci, ou encore à une pastille de menthe forte, la saveur de l'huile sera suffisamment masquée;

2° Les enfants plus jeunes, à indocilité plus grande, ne vous sauront point gré de vos tentatives de conciliation. Alors, si les procédés tant soit peu draconiens ne vous font pas trop peur, vous puiserez une détermination au chapitre des *Vomitifs* (page 128);

3° Enfin, il existe dans le commerce une cuiller spéciale, à opercule ou couvercle, et qui pourra rendre des services par ce fait qu'elle rend presque impossible la perception de l'odeur par le barrage qu'elle établit entre l'huile et l'odorat.

Huile de croton. — C'est un médicament énergique, qui renferme un principe naturel âcre, dont les propriétés *révulsives* sont utilisées par le médecin. Vous saurez plus en détail, à propos des vésicatoires, ce qu'est un *médicament révulsif*. Laissez-moi seulement vous dire ici que, dans l'ancienne médecine, on entendait par révulsion le fait de ramener une humeur de l'organe, où l'on supposait qu'elle se portait, pour chercher à la diriger ensuite vers une autre partie. Aujourd'hui, dans l'état actuel de la science, en appliquant un révulsif, nous cherchons à produire, sur la surface du corps, une plaie légère, un véritable travail inflammatoire qui détourne, au bénéfice du malade, une partie du travail engendré par la maladie.

L'huile de croton a donc une action semblable à celle du vésicatoire et du thapsia. Son action se manifeste par une éruption intense de tout petits boutons à tête blanche. L'ensemble de ces petits boutons présente moins l'aspect d'une plaie que cette brûlure unique et plus ou moins étendue que produit la toile vésicante (page 120), avec formation de poches remplies de sérosité. En cela l'action de l'huile de croton se rapproche de celle du thapsia : les éruptions sont identiques.

Il y a également identité entre ces deux révulsifs, en ce fait que l'huile de croton et le thapsia produisent tous deux des démangeaisons très vives. L'un et l'autre irritent parfois le système nerveux à un point tel qu'alors le remède devient pire que le mal.

C'est pourquoi les mères de famille ont grand tort d'employer trop souvent d'elles-mêmes ces médicaments, cela sans conseil éclairé, et sans autre avis que la recommandation de personnes, lesquelles, se faisant plus médecins que les médecins eux-mêmes, auront été favorisées dans leurs tentatives médicales par le hasard des circonstances.

L'huile de croton est donc un liquide qu'on applique sur la peau à l'aide d'un pinceau, ou d'un tampon de linge rude fixé à une baguette. Ne vous servez jamais de vos doigts, pour vous éviter une éruption digitale. Ne portez jamais vos mains à la figure, même après vous être servi du pinceau, car l'huile de croton n'épargne rien, pas même les beaux visages.

Pour les mêmes motifs, surveillez les mains de votre enfant, pour qu'il ne les porte pas à la figure et particulièrement aux yeux après s'être gratté.

Enfin, l'huile de croton est un médicament dangereux, presque exclusivement réservé à l'usage externe, au même titre que le Laudanum. Aussi la prudence vous commande-t-elle de ne pas laisser ce médicament à la portée des enfants et, pour plus de sûreté, de briser, après emploi, la petite fiole qui le renfermait.

L'huile de croton est tellement énergique, qu'*une goutte* suffit comme purgatif violent et rapide chez une grande personne. Aussi est-ce dans des cas bien déterminés pour les adultes, et jamais pour les enfants, que nous avons recours pour réveiller l'intestin à l'intervention brusque d'un tel agent provocateur. En conséquence, l'huile de croton ne vous regarde pas, comme purgatif.

Un dernier mot : une fois que l'éruption est franchement apparue, saupoudrez-la de poudre d'amidon, et mettez par-dessus la plaie un linge fin ou de la ouate.

CHAPITRE IX

INJECTIONS

Dans les affections de l'oreille ou du nez, le médecin peut vous dire d'*injecter*, c'est-à-dire de pousser dans les cavités auriculaires ou nasales des liquides médicamenteux.

Injecter ou faire une *injection* sont deux expressions *synonymes;* le liquide qui doit être injecté s'appelle aussi une injection. Ce liquide peut être tout simplement de l'*eau tiède*, ou bien une *infusion (racine de guimauve, camomille*, etc.), ou bien de l'*eau boriquée*, etc.

Que l'injection soit nasale ou auriculaire, vous vous servez pour pousser le liquide soit d'une *seringue en verre* dont l'extrémité est effilée pour le nez, et arrondie pour les oreilles; soit, et de préférence, d'*une poire en caoutchouc*.

Les injections nasales exigent un certain apprentissage ; car il convient quelquefois que le liquide, entrant dans les narines par un côté, ressorte par l'autre. Aussi ne craignez pas d'abuser de la complaisance du médecin, en lui demandant quelques premières leçons. D'ailleurs, si la circonstance l'exige tant soit peu, le Docteur ira au-devant de votre embarras, en exécutant lui-même les divers temps de la médication.

Est-il question des oreilles ? C'est presque toujours dans le but de combattre une inflammation quelconque de ces organes, qu'il y a lieu d'injecter un liquide émollient dont la nature est variable. Ainsi un des meilleurs moyens de calmer la douleur et de modérer l'inflammation à son début consiste dans l'usage fréquemment répété de bains d'oreilles chauds. Le petit malade ayant la tête inclinée du côté sain, on lui verse dans l'oreille de l'eau chaude ou une décoction chaude et concentrée de têtes de pavot.

Il est évident que nous donnons ici des indications générales. Les affections des organes en particulier ont pris avec le progrès de la médecine de tels développements, que nous ne saurions entrer dans plus de détails sans empiéter sur le terrain d'éminents spécialistes dont l'autorité s'impose.

Une petite remarque à propos des injections dans l'oreille, c'est que l'enfant, loin d'éprouver un soulagement immédiat, peut, dans certains cas, pousser un cri. Ne vous en effrayez pas, car bientôt après succèdera le calme, et ne vous hâtez point de conclure des pleurs de l'enfant à l'inopportunité du traitement.

Il est un autre groupe d'injections qui concerne les enfants, mais non vous, ce sont les *injections hypodermiques*. Plusieurs médecins, dans ces derniers temps, et nous sommes du nombre, ont pensé qu'il y aurait intérêt, étant donnée la répugnance des enfants pour la plupart des médicaments, à leur injecter sous la peau des substances actives. Cette façon d'intervenir par les injections sous-cutanées, c'est-à-dire sous la peau, se pratique depuis longtemps pour les grandes personnes. Vous en connaissez certainement dans vos relations qui ont reçu des *piqûres de morphine* ou d'autres substances; vous en avez même qui, poussant l'abus du bien jusqu'au mal, s'en sont administré à elles-mêmes, au point de contracter une nouvelle et diabolique maladie, qui s'appelle du nom du démon créateur, la *morphinomanie*.

Chez les enfants, c'est une opération bien plus délicate, à cause de leur susceptibilité bien plus grande à l'action des médicaments. Aussi le médecin est-il le seul juge et le seul opérateur; encore lui faut-il une certaine habitude et beaucoup de circonspection.

CHAPITRE X

LAVEMENTS

Ce chapitre aurait pu faire corps avec le précédent. Il s'agit, en effet, de véritables injections, puisque l'acte en lui-même consiste à introduire dans une cavité naturelle du corps, l'intestin, des liquides médicamenteux.

Ces injections intestinales méritent néanmoins d'être traitées séparément, à cause de la dénomination distincte qu'elles portent depuis longtemps comme une tare ; mais aussi et surtout, en raison de l'importance particulière de ce mode de traitement, et de sa grande utilité dans la médecine des enfants.

Les lavements peuvent avoir deux buts distincts. Ou bien le médecin veut agir localement, c'est-à-dire sur l'intestin lui-même et exclusivement, soit pour le débarrasser par un simple lavage ; soit pour provoquer, par une irritation voulue, des évacuations exagérées (*lavements simples, laxatifs, purgatifs*) ; ou bien, au contraire, le médecin demande au lavement une action générale, qui porte sur l'organisme en entier, par exemple en introduisant par le rectum des médicaments dont les effets seront les mêmes, que s'ils avaient pénétré dans le corps, sous forme de potions, par l'estomac (lavements médicamenteux).

Cette deuxième catégorie de lavements est particulièrement précieuse, vu la difficulté de faire prendre aux enfants des substances dont la saveur est souvent fort désagréable. A ce point de vue, les lavements médicamenteux présentent la même utilité que les injections hypodermiques ; et ces deux genres d'injections présentent tous deux un autre avantage : c'est l'activité plus rapide et plus grande d'un médicament qu'on introduit dans le corps d'un enfant, non plus par l'estomac, mais par le rectum ou par la peau.

Administration des Lavements

Que les lavements soient évacuateurs, c'est-à-dire simples, laxatifs ou purgatifs ; ou qu'ils aient pour but la pénétration dans le corps de médicaments spéciaux, il n'y a qu'une façon de les administrer, qui leur est commune à tous.

Peut-être pouvons-nous établir une autre distinction, basée sur la préparation des lavements. Ainsi, les lavements évacuateurs, vous les *préparez souvent vous-même*; les lavements simples, vous les faites avec un peu d'eau ordinaire, froide ou tiède, pure ou mélangée avec de l'huile, de la glycérine ou du miel; les lavements purgatifs ou laxatifs sont ordinairement des infusions de séné dans lesquelles vous faites fondre une dose déterminée de sel purgatif. Au contraire, les lavements médicamenteux qui composent notre deuxième catégorie sont *toujours préparés par le pharmacien*.

Celui-ci vous les délivre dans de petits flacons, dont la contenance varie dans d'étroites limites suivant l'âge de l'enfant. L'intestin reçoit d'autant plus de liquide qu'il a plus de volume. Voulez-vous quelques chiffres? Eh bien, voici les quantités que nous adoptons le plus ordinairement: chez les bébés, nous prescrivons des lavements de 30, 45, 60 grammes; chez les enfants moins jeunes, la quantité sera de 90 grammes; pour les enfants plus âgés, de 90 à 150 grammes; enfin, pour les enfants de six à douze ans, la bouteille contiendra de 150 à 250 grammes de liquide.

Nous disions donc que, quel que soit le clystère, pour rajeunir le mot favori de l'illustre Poquelin, le mode d'administration était le même. Ce n'est pas tout ; la façon d'opérer, pour simple et compréhensible qu'elle vous paraisse de prime abord, n'en n'exige pas moins certaines indications pratiques qu'il vous est important de connaître. C'est pour avoir négligé ou ignoré ces renseignements préalables, que des mères de famille ont eu à déplorer des accidents graves.

Eh ! oui, comment donne-t-on un lavement à un enfant ?

Supposons un lavement médicamenteux. Vous faites tiédir au bain-marie la fiole que vous a remise le pharmacien ; au préalable, vous l'avez débouchée. Vous la videz ensuite dans un instrument qui ne sera ni un clysopompe ni un irrigateur, qui occasionneraient l'un et l'autre une perte de liquide. Ce sera une petite *seringue en étain* terminée par une canule en *caoutchouc durci* ou en *gutta-percha;* ou bien, et mieux encore, une *poire en caoutchouc* munie d'un *bout en os.*

Vous avez donc choisi l'instrument le plus

convenable; vous l'avez rempli de liquide; vous avez huilé le bout de la canule; vous avez essayé la poire ou la seringue en versant sur le sol les deux ou trois premières gouttes. Après tout cela, vous allez administrer... Mais là je vous arrête.

Pour opérer convenablement, vous couchez le petit malade sur le côté droit, le siège un peu plus élevé que le reste du corps; celui-ci est légèrement plié en arc. La canule, dirigée un peu en avant comme pour aller vers le nombril, est introduite avec une profondeur d'un travers de doigt environ. Puis vous la portez légèrement en arrière, dans une direction opposée à la précédente, en l'enfonçant un peu plus et doucement. En agissant ainsi, vous faites suivre à l'instrument la direction anatomique et réelle du gros intestin. Au contraire, si vous vous dirigez au hasard, sans être informée sur la marche à suivre, vous risquez d'arc-bouter contre la paroi intestinale Voulant vaincre la résistance, vous poussez la canule davantage, et c'est en vertu de cette imprudence, qu'on a pu voir, dans des cas heureusement rares, des perforations de l'intestin suivies de péritonite et autres complications funestes.

Enfin, et nous finissons par où nous aurions dû

commencer, tout lavement médicamenteux doit être précédé d'un lavement simple, lequel doit être rendu et a pour objet de nettoyer l'intestin et de le rendre plus apte à absorber les médicaments.

CHAPITRE XI

LOTIONS

Faire une lotion, c'est faire un lavage sur tout le corps ou sur une de ses parties. Le liquide employé peut être de l'eau chaude, de l'eau froide, pure ou additionnée d'eau Bobeuf, une décoction, une infusion, du vinaigre dilué, etc. Les *lotions vinaigrées* sont, entre autres, assez souvent employées dans la fièvre typhoïde. Pour les faire, vous vous servez d'une éponge ou d'un linge que vous exprimez légèrement et que vous promenez rapidement et d'une façon successive sur les bras, le tronc, les cuisses et les jambes.

Après la lotion, essuyez bien l'enfant avec un linge bien sec et modérément chauffé; et maintenez-le pendant une demi-heure enveloppé dans une couverture de laine.

CHAPITRE XII

LINIMENTS

Les liniments sont des médicaments pour l'usage externe, c'est-à-dire exclusivement réservés à l'extérieur du corps. Pour plus de précision, les flacons qui les renferment portent toujours une petite étiquette rouge indiquant : *usage externe.*

Ces topiques peuvent avoir la consistance des huiles, car celles-ci en forment souvent la base. S'ils sont plus fluides, c'est qu'ils sont composés d'eau, d'alcool ou de tout autre liquide de même nature.

Application des Liniments

Il y a deux moyens d'appliquer les liniments sur la peau :

1° On peut procéder par *onction;*
2°   —   —   *friction.*

Onction. — Faire une onction ou oindre signifie que vous devez appliquer le médicament sur la peau, légèrement et sans frotter. Vous pouvez le faire soit avec le doigt, soit avec un pinceau ou un morceau de flanelle. Ce procédé s'applique particulièrement aux liniments *calmants* tels que le *baume tranquille;* que celui-ci soit employé pur ou que le médecin l'ait mêlé en proportions variables à une ou plusieurs autres substances actives telles que le *laudanum* ou le *chloroforme.*

Le médecin peut vouloir le maintien sur la peau d'un linge imbibé de liniment. Dans ce cas, vous appliquez un peu de ouate par-dessus la compresse, ne serait-ce que pour éviter la souillure des vêtements superposés.

Friction. — Il convient ici de frotter soit avec la main, soit avec un morceau de flanelle. N'imitez pas les coiffeurs qui, en matière de friction, ont élevé l'énergie à la hauteur d'un principe. Soyez plus calme; frottez avec une pression suffisante pour exciter parfois la peau au point de la rougir et de la rendre brûlante, mais n'allez pas (et d'ailleurs vos sentiments de mère s'y opposeraient) faire de votre enfant un petit écorché.

Après l'onction, comme après la friction, il pourra vous être conseillé par le médecin de laisser la compresse en permanence pendant quelques instants.

CHAPITRE XIII

MASSAGE

Le massage ne vous concerne guère. Ce mode de traitement a fait dans ces derniers temps de tels progrès, et pris des développements tellement précis et difficiles, qu'il appartient exclusivement au domaine scientifique. C'est donc au médecin seul qu'il appartient d'intervenir par le massage, soit directement, soit par des ordres.

L'étude du massage est tellement complexe et approfondie, qu'elle suffit pour absorber toute la carrière d'un médecin : si bien, qu'il y a des spécialistes exclusivement masseurs.

Néanmoins nous pensons que quelques données élémentaires ne vous seront pas inutiles, ne serait-ce que pour vous aider à comprendre les mouvements de celui ou de celle qui masse, et à pouvoir enfin constater vous-même une différence et une séparation définitives, entre les procédés scientifiques et les passes charlatanesques d'un rebouteur.

On appelle donc massage un ensemble de manipulations que l'on pratique sur les membres, sur les articulations ou sur d'autres parties du corps, soit pour stimuler les fonctions et les entretenir, soit pour les rétablir quand elles sont disparues totalement ou partiellement sous l'influence d'une maladie, soit pour d'autres indications particulières.

Avant de commencer le massage d'une région, il faut l'enduire d'un corps gras, d'une pommade, et la *vaseline boriquée* est la plus simple et la meilleure.

Après cette onction, on a recours à l'un ou l'autre ou à plusieurs à la fois simultanément ou successivement, des procédés suivants :

1° **L'effleurage** consiste à passer doucement, sans appuyer, la paume de la main : il faut toujours commencer par la périphérie et glisser dans une direction centripète, de l'extrémité du membre vers sa racine. Ce procédé a ses variantes suivant la région ; chaque séance doit être de dix à quinze minutes ;

2° **La friction** se fait tantôt à main légère, tantôt et plus souvent avec une certaine pression. Quelquefois c'est un glissement des mains, le long ou autour d'un membre du tronc, ou de l'une de leurs parties;

3° Le **pétrissage** du ventre est l'introduction successive des doigts écartés ou rapprochés entre les intestins, à travers les téguments abdominaux, en faisant ramper la main comme une chenille;

4° Le **foulage** abdominal, à l'aide d'une main seulement, est suivi ordinairement d'une friction. Il s'opère avec le bord de la main qui agit comme une cuiller qui tendrait à diviser le contenu du ventre de haut en bas;

5° Le **sciage;**

6° Le **tapotement;**

7° Le **pointillage**, etc. etc.

Je ne vous conduis pas plus loin dans ce dédale de procédés où vous pourriez vous perdre, sans avoir au préalable éprouvé la moindre distraction.

Regardez ou interrogez le médecin qui est là pour indiquer la nature des manœuvres, pour régler le nombre et la durée des séances, et la force à dépenser.

CHAPITRE XIV

POTIONS

Potion vient d'un mot de langue latine, qui signifie *boire;* prendre une potion veut donc dire boire un médicament déterminé.

En d'autres termes, les potions sont des médicaments pour l'usage interne, c'est-à-dire, destinées à être avalées ; elles sont d'un emploi très fréquent, et sont toujours préparées par le pharmacien sur l'ordonnance du médecin. On les désigne encore quelquefois, d'après leur composition, sous le nom de *juleps* et de *loochs*.

Leur conservation et leur administration impliquent des considérations particulières.

Conservation des Potions

Le médecin prescrit une potion pour douze ou

vingt-quatre heures, jamais pour une durée de temps plus longue. Suivant avis, une même potion est renouvelée le lendemain, ou remplacée par une autre dont la composition se trouve modifiée.

Dans le cours même d'une journée, certains *Loochs* peuvent s'altérer rapidement sous l'influence de la température ou de l'électricité atmosphérique. Dans ce cas, faites refaire la potion, et gardez-vous bien d'accuser qui que ce soit.

Que la bouteille renfermant la potion soit toujours close ; d'abord, pour éviter la souillure du liquide par les poussières de l'air ou par un corps étranger quelconque ; ensuite, pour sa meilleure conservation. Enfin, si la fiole restait débouchée, il y aurait déperdition de certains liquides volatils, tels que l'*éther*, le *chloroforme*, qui occupent parfois dans les potions un rôle prépondérant, et dont la disparition plus ou moins complète dans l'air se ferait au détriment proportionnel de l'activité du médicament.

Administration des Potions

Examinez d'abord la potion. Au point de vue de la clarté, elle peut se présenter à vos yeux sous deux aspects différents. Ou bien elle est limpide, *transparente*, ou bien elle se montre trouble et *opaque*. Dans cette dernière condition, le flacon porte une petite étiquette pour vous commander « *d'agiter la potion* ». C'est qu'en effet celle-ci renferme alors des poudres *insolubles* (*kermès*, *bismuth*, etc. etc.). Ces poudres n'entrant pas en dissolution se précipitent rapidement au fond du vase en repos ; elles ne seraient pas avalées, et par conséquent leur action serait nulle, si vous n'aviez eu le soin, par une forte agitation préalable, de les mêler à la masse totale du liquide.

Les potions se prescrivent ordinairement à intervalles de temps réguliers ; par exemple, une cuillerée toutes les demi-heures, toutes les heures ou toutes les deux heures.

Ces espaces de temps, vous devez rigoureusement les observer ; en vous rappelant à quel moment avant les repas il faut suspendre l'administration de la potion, et combien de temps après il faudra la reprendre. Vous saurez également bien si, en cas de sommeil, il y a lieu de réveiller le petit malade pour lui continuer les cuillerées ; car le plus souvent le médecin veut le contraire.

Le choix de la cuiller n'est pas indifférent. Leur contenance est mathématiquement déterminée ; ainsi une cuiller à café contient 5 centimètres cubes de liquide ; la cuiller à dessert, 8 centimètres cubes, et la cuiller à bouche, 15 centimètres cubes. Ces chiffres sont précieux pour le médecin, qui cherche à faire pénétrer dans le corps du malade, pour un temps donné, une dose précise de substance. Choisissez donc bien la grandeur de cuiller indiquée, et ne craignez pas à ce sujet de faire répéter au docteur l'expression de sa volonté.

La grande affaire, une fois la cuiller choisie et pleine de potion, c'est de la faire avaler par l'enfant. La situation n'est plus la même, suivant que le mal est intense ou léger.

Si le pauvre petit être est anéanti par la maladie, vous n'aurez pas la moindre résistance à vaincre : il prendra, et parfois avec avidité, tout ce que vous lui présenterez.

Si le mal est relativement bénin et incapable de tempérer suffisamment l'indocilité ordinaire de votre enfant, vous aurez la victoire en employant un des moyens indiqués pour les vomitifs (page 128).

Mais, personnellement, nous ne sommes pas

partisan des procédés de violence pour l'administration des potions aux enfants. La rigueur s'impose pour les vomitifs et les purgatifs, dont les effets peuvent être absolument indispensables pour le bien du malade. Mais notre manière de voir n'est pas la même quant aux potions données dans le cours d'une maladie, surtout si le mal est peu grave, comme c'est le cas lorsque les difficultés d'administration se présentent. Nous pensons qu'en provoquant chez les enfants des accès de colère, on les met dans des situations pires que le mal qui les tient, et que par suite on exagère la violence de celui-ci. En présence d'une indocilité trop impérieuse, nous préférons l'abstention, d'autant que nous avons d'autres formes que les potions pour introduire des médicaments dans le corps des enfants (lavements, piqûres).

Quoi qu'il en soit, il y a un devoir qui s'impose à vous dans l'intérêt du malade, c'est de ne jamais vous permettre de juger vous-même la situation.

CHAPITRE XV

POUDRES

Les médicaments à l'état de poudre ne sont pas couramment prescrits pour les enfants. Il n'est pas facile de les faire prendre, à moins de les envelopper dans des cachets ou des pains azymes, que les jeunes êtres, le plus ordinairement, ne savent pas ou ne peuvent pas avaler.

Il est vrai que l'industrie pharmaceutique s'ingénie de plus en plus à présenter les poudres médicamenteuses destinées aux enfants sous la forme la plus efficace et la plus agréable au goût.

Un exemple moderne de cette utile tendance nous est fourni par la Phosphatine Falières. Cette préparation contient de la poudre de phosphate de chaux, et occupe dans l'alimentation des enfants, à différents âges, une place qui paraît méritée.

La *poudre de calomel* est prescrite aussi par petits paquets, dans certaines maladies. Vous mêlez chaque paquet à de la confiture, et l'enfant l'avale d'autant plus facilement que le médicament lui-même est insipide. Cette substance pulvérulente, vous pouvez encore l'administrer dans un peu d'eau ou de lait; mais, comme elle est insoluble et qu'elle dépose très rapidement, il faut avoir soin d'agiter le breuvage. Sans cette précaution, l'enfant peut très bien avaler le liquide et refuser la poudre qui est au fond.

CHAPITRE XVI

PURGATIFS

Il me paraît inutile d'en donner une définition, puisque vous en connaissez les effets. Un petit conseil : n'abusez pas des purgatifs. Vous réclamez trop souvent leur concours, guidée par votre propre inspiration : c'est un tort. Favorisée par les circonstances, vous pouvez faire bien ; plus souvent vous ferez mal, et les inconvénients proviennent moins du fait même de prendre ou donner un purgatif en général, que du choix non éclairé et forcément hasardé de tel purgatif en particulier.

D'abord, si l'on provoque trop souvent les fonctions de l'intestin, dans le but de combattre un état habituel de constipation, il arrive que l'on prépare, d'une façon sinon immédiate, du moins peu éloignée, une nouvelle paresse de l'organe, et par suite une exagération de l'état primitif. Je vous ai cité là un des inconvénients les plus ordinaires parmi de nombreux. Il en est de plus sérieux se rapportant au choix de certains purgatifs dont l'effet spécial est une irritation plus ou moins violente, laquelle peut être utile dans des cas appréciables par le médecin seul, mais dangereuse dans les mains de personnes incompétentes.

L'huile de ricin constitue le purgatif le plus commun et le plus inoffensif pour l'enfance.

D'abord la simple curiosité doit nous faire connaitre son état civil. L'huile de ricin provient d'une graine, la *graine de ricin*, laquelle est en parenté très étroite, dans la grande famille botanique, avec la *graine de croton* Tiglium. Vous savez que celle-ci fournit l'*huile de croton*. L'huile de ricin et l'huile de croton, appartenant à la même famille, ont une qualité commune : toutes deux sont purgatives, mais à un degré bien différent. L'huile de ricin est très douce et s'administre, chez les enfants, à la dose de 5, 10, 15, 20 ou 30 grammes. L'huile de croton, au contraire, purge violemment par une seule goutte, et n'est pas employée pour les enfants.

Celle-ci est surtout appliquée sur la peau, pour

une action révulsive. L'huile de ricin, au contraire, est exclusivement un purgatif doux. Elle
est sans action spéciale sur les téguments ; tout
au plus l'utilise-t-on dans la toilette, et cela sans
grande conviction, pour favoriser la croissance
des cheveux, ou lutter avec désespoir contre
une calvitie précoce.

Administration de l'huile de ricin

Elle n'est pas de saveur très agréable ni de
digestion toujours facile. Voici quelques moyens
de faire prendre aux enfants l'huile de ricin, en
en masquant les défauts autant qu'il est possible :

1° Dans un *lait de poule*. Vous battez l'huile
de ricin dans une tasse de lait avec un demi ou
un jaune d'œuf, en agitant suffisamment pour
former une liaison parfaite. On aromatise avec
un peu d'eau de fleurs d'oranger ;

2° Dans du *bouillon*. Prenez de deux à quatre
cuillerées à bouche de bouillon froid, que vous
dégraisserez complètement, en le passant à travers un linge mouillé. Faites-le bouillir très peu
de temps, et retirez-le du feu ; ajoutez-y l'huile

de ricin et battez continuellement jusqu'à refroidissement convenable ;

3° Dans un peu de *café sans sucre ;*

4° Dans du *jus de citron ;*

5° Battu avec du *lait*, tout simplement.

Si vos moyens de conciliation ne désarment pas la dédaigneuse résistance du bébé, alors prenez le masque de la sévérité, et allez chercher au chapitre des *Vomitifs* (page 128) le secret de la victoire.

MANNE

La *manne* est un autre purgatif très doux, encore plus doux que l'huile de ricin, et très utile dans les inflammations légères de l'intestin. Elle possède l'avantage d'une saveur plus agréable, et d'être prise assez facilement par la grande majorité des enfants. On l'administre dans un peu de lait chaud, légèrement sucré.

L'action de la manne se fait sentir assez tard, mais elle se prolonge assez longtemps. Elle ne détermine aucune irritation et n'a pas l'inconvénient de laisser après elle de la constipation. Sa saveur est douceâtre, mais un peu nauséeuse.

La manne est le suc desséché de certains arbres, qu'on nomme *frênes*. Cette origine toute terrestre distingue donc complètement notre vulgaire manne purgative de la manne de l'histoire sainte répandue dans le désert par la faveur divine.

Enfin l'industrie chimique isole de ce produit naturel une substance cristalline et superbe, la *mannite*, dont la saveur est plus agréable que la manne. Mais la mannite est d'un effet purgatif par trop faible; son prix est en outre bien supérieur à celui de la manne *en sorte* ou *en larmes*. La manne en larmes est plus belle que la manne en sorte ; celle-ci l'emporte par le double avantage d'une action plus certaine et d'un prix moins élevé.

CALOMEL

La poudre de calomel est aussi recherchée par le médecin pour son action purgative. Au bout de six à dix heures, ce médicament produit des selles bilieuses et verdâtres.

C'est un bon purgatif pour les enfants en raison de son peu de volume et de son absence de goût. Vous le donnerez dans un peu d'eau sucrée ; mais non plus ici dans des confitures, à moins qu'elles ne soient pas acidulées. Pour d'autres raisons, dont l'explication est d'ordre purement scientifique, l'enfant qui prend du calomel doit s'abstenir la veille et le jour même de sirop d'orgeat et d'aliments salés.

BISCUITS PURGATIFS

Le calomel, ainsi qu'un autre purgatif, la *scammonée*, sont encore présentés aux enfants sous une forme appartenant à la confiserie, et de nature à tromper leur gourmandise : je veux parler des *biscuits purgatifs*.

Ces préparations possèdent, comme toutes choses, leurs avantages et leurs inconvénients. Ainsi, certains enfants ont un tel empire sur leur mère et une telle force dans leur obstination à refuser tout médicament, qu'on est heureux d'avoir un seul et unique moyen de provoquer chez eux des évacuations alvines. Malheureusement, l'art de la pâtisserie ne permet de mettre en gâteaux que des poudres, et encore faut-il que ces poudres n'aient pas une saveur désagréable. De ce fait, le choix du médecin se trouve considérablement restreint ; il ne peut s'adresser, parmi les nombreux purgatifs, qu'au calomel et la scammonée, lesquels ne remplissent pas toujours le but cherché.

Enfin il y a des enfants qui n'aiment pas les biscuits, même purgatifs.

CHAPITRE XVII

POMMADES

Les pommades étaient jadis des cosmétiques exclusivement destinés aux cheveux, et dans la composition desquels entrait du *suc de pommes :* d'où leur nom de *pommades.*

Aujourd'hui, et au point de vue qui seul nous intéresse ici, nous allons les définir : *des médicaments préparés de telle façon qu'on puisse facilement les appliquer sur la surface extérieure du corps.*

Or, cette facilité d'application nous est fournie par des substances grasses : la *graisse*, par exemple, ou bien par des produits retirés du pétrole : la *vaseline*. Vous devinez, en effet, que, par leur consistance, la graisse ou la vaseline permettent de maintenir en contact plus ou moins prolongé avec nos téguments un ou plusieurs médicaments.

Peut-être votre légitime curiosité voudrat-elle savoir comment il se fait qu'un médicament puisse agir sur la peau ? Oh ! c'est pour un motif bien simple : c'est que les médicaments pénètrent dans le corps par la peau, comme une potion par l'estomac.

S'il vous plaisait donc, avec les données précédentes, de comprendre les pommades dans une définition plus concise, vous pourriez dire qu'elles signifient des médicaments incorporés à une substance grasse (l'*axonge*) ou de consistance analogue (*vaseline*, *lanoline*, etc.).

Nous appelons *axonge* la graisse vulgaire. Ne croyez pas que la fantaisie seule ait inspiré une telle appellation ; cela pour le seul plaisir de substituer un nom barbare à un mot compris de tous. Il n'en est rien ; mais la graisse qui doit servir à faire les pommades subit une préparation préalable, dans le but de l'empêcher de *rancir*.

Pour cela, on l'aromatise avec du benjoin, résine odorante qui n'est pas recherchée seulement par les parfumeurs et les dames pour la conservation de la chevelure, mais aussi par le pharmacien pour celle des pommades. Celles-ci sont donc préparées avec de la graisse *ben-*

zoïnée, c'est-à-dire ayant mérité, par des qualités nouvelles, qu'on l'ennoblisse du titre d'axonge.

Application des pommades

Il y deux moyens d'appliquer les pommades suivant les indications.

Ces procédés sont :

1° L'*onction* ;

2° La *friction*.

Onction. — C'est la façon la plus simple et la plus fréquente, celle que vous devez toujours employer, quand le médecin se fie, sans mot dire, à votre initiative.

Ce procédé consiste à maintenir en compresse un linge imprégné de pommade.

Assez souvent, le médecin conseille d'appliquer par-dessus la pommade un cataplasme de farine de lin. Dans ce cas vous enlevez délicatement la compresse en la soulevant par un de ses angles, et vous constatez que le médicament liquéfié par la chaleur des téguments, y adhère en presque totalité : c'est immédiatement sur cette surface lubrifiée que vous appliquez le cataplasme.

Sont appliquées par onction : la *pommade cam-*

phrée, au *calomel*, le *cérat*, la *vaseline boriquée*, la *vaseline iodoformée*, etc. etc., en un mot toutes les pommades possibles, sauf avis contraire.

Friction. — Ce procédé convient à un nombre restreint de pommades, à celles en particulier dont le médecin veut favoriser la pénétration dans le corps à travers la peau, ou simplement dans les pores de la peau elle-même. Ainsi dans cette affection cutanée dont la réputation n'est pas enviable, la *gale*, on pratique des *frottes* ou des *frictions* avec de la *pommade soufrée*, ou de la *pommade d'Helmerich*. Dans d'autres maladies, nous pouvons prescrire des frictions méthodiques avec de la *pommade mercurielle*, ou l'onguent napolitain.

Avec ce dernier médicament, prenez la précaution de retirer vos bagues, car le roi des métaux mis au contact des pommades qui renferment du mercure se combine avec ce métal liquide, *s'amalgame* et devient, de ce fait, gris et terne.

Les bijoutiers sauront bien restituer à l'or de vos bijoux sa couleur et son poli; mais ce ne sera jamais d'une façon parfaite, et toujours au détriment du poids.

Pour plus de détails sur les frictions, reportez-vous aux liniments (page 60).

CHAPITRE XVIII

SANGSUES

Oh ! les vilaines bêtes, me direz-vous ! Je vous l'accorde, chère dame. Rien de bien agréable pour le regard, dans l'aspect de ces sortes de vers à forme allongée, dont la couleur est verte ou grise ; habitants des marais et des étangs, qui possèdent, comme le caoutchouc, la faculté de se raccourcir et de s'allonger.

Aussi bizarre est leur constitution anatomique : pas de nez, dix yeux, onze estomacs, trois mâchoires et cent quatre-vingts dents.

Quel ratelier ! me direz-vous. Oui, mais ce système dentaire n'est fait ni pour croquer ni pour mâcher des aliments solides.

En réalité, les mâchoires des sangsues sont des scies à dents extrêmement fines, à l'aide desquelles ces vilains animaux entament notre peau pour sucer notre sang. Car elles l'aiment, ce liquide qui circule dans nos veines ; et, si elles le recherchent, ce n'est pas pour nous-mêmes, mais parce qu'elles y trouvent une alimentation dont elles sont à bon escient friandes. Elles en sont avides jusqu'à s'en repaitre, au point de tomber anéanties, après la réplétion complète de leurs poches stomacales.

L'instinct égoïste et malveillant de ces animaux parasites, la science médicale a su l'utiliser pour le plus grand profit de l'homme.

On applique en effet les sangsues sur diverses parties du corps pour en extraire du sang. C'est un moyen de pratiquer une *véritable saignée locale*, un cas de plaie, d'épanchement sanguin ou d'inflammation quelconque.

Les sangsues sont placées sur le tronc, l'abdomen, les membres, derrière les oreilles, à la nuque, etc., tout comme des vésicatoires. Toutefois, chez les dames, la partie supérieure de la poitrine doit être respectée, comme susceptible d'être décolletée ; car ces petits animaux n'ont aucune considération pour les coutumes mondaines, et laissent après leur passage, partout où on les installe, des cicatrices indélébiles.

Application des sangsues

Avant de les appliquer, il importe de bien nettoyer l'endroit fixé par le médecin, surtout s'il y a eu à cet endroit des pommades, des cataplasmes ou tout autre médicament. Pour ce nettoyage, il faut se servir de savon d'abord, et ensuite d'eau simple ; sans ces précautions, les sangsues ne prendraient pas, ou difficilement.

Pour les appliquer, je sais qu'il s'agit d'une autre affaire. Vous avez peur de ces petites bêtes, et vous reculez devant elles, bien qu'elles soient inoffensives sous leur laide apparence. Eh bien, adressez-vous à une personne qui a déjà posé des sangsues, et vous verrez qu'expérimentée dans son courage elle s'y prendra de deux façons différentes, suivant qu'il y a lieu de les appliquer en masse ou une à une.

Pour placer à la fois plusieurs sangsues, on en met trois ou quatre dans un verre à bordeaux, vide, bien entendu, et très propre. On a eu le soin préalable de les rouler un peu dans un linge sec de façon à les exciter légèrement. Le verre étant renversé sur la peau, et vous plus rassurée, vous pourrez vous approcher et voir par transparence les sangsues se fixer et mordre. D'ailleurs vous serez prévenue de ce fait d'une façon précise, par la grimace que la piqûre fera faire à votre enfant.

On peut encore appliquer les sangsues *une à une*. Ce procédé est plus douloureux que le précédent puisqu'il y a autant de douleurs distinctes que de sangsues. Mais il est préférable, lorsque les sangsues sont en petit nombre et doivent être appliquées sur un point bien circonscrit : par exemple, derrière l'oreille.

Dans ce cas, la garde-malade prend la sangsue par la queue à l'aide d'un linge ; on se sert de préférence, pour la fixer, d'une petite seringue spéciale en verre, qui se trouve dans toutes les pharmacies.

Combien de temps laisse-t-on les sangsues appliquées ?

Pour la durée d'application, rapportez-vous-en complètement au médecin, car cette durée varie suivant que la personne malade est plus ou moins sanguine ou plus ou moins épuisée par la maladie, et suivant la période de celle-ci ; en un mot suivant plusieurs circonstances dont l'appréciation est fort délicate. De même il est nécessaire de· savoir que chez les enfants les sangsues mordent très vite et sucent beaucoup de leur sang en peu de temps.

Le plus ordinairement, le médecin vous dira de laisser les sangsues en place jusqu'à ce qu'elles lâchent prise d'elles-mêmes : ce qui peut arriver au bout d'une demi-heure, d'une heure ou de deux.

Des cas se présentent où l'on ne peut se rapporter au bon plaisir des animaux suceurs, et attendre qu'ils abandonnent la place d'eux-mêmes. C'est, par exemple, lorsqu'il y a intérêt à ne pas dépasser une certaine mesure dans la soustraction du sang d'un enfant malade. Il faut alors déloger l'animal par la force. Vous y parviendrez immédiatement en lui jetant au nez (c'est-à-dire à l'endroit où il devrait exister) une pincée de gros sel, de *sel de cuisine*.

Employer la force semble signifier d'arracher les sangsues en les attirant. Gardez-vous bien de cette maladresse qui aurait pour résultat de déchirer les mâchoires, lesquelles, par leur présence dans la plaie, la rendraient plus douloureuse et plus lente à guérir.

Mais, au lieu d'abréger l'action des sangsues, le médecin peut au contraire chercher à la prolonger, même après leur retraite. Il suffit pour cela d'appliquer sur les plaies saignantes *un large cataplasme de farine de lin*.

Comment arrêter le sang ?

Lorsque les sangsues sont enlevées, ainsi que les cataplasmes, on se trouve en présence de petites plaies béantes, dont il est nécessaire d'arrêter l'écoulement. C'est même un point qui réclame une grande attention ; car les enfants sont moins aptes que les adultes à prévenir les personnes qui les entourent, et chez eux une perte de sang trop considérable a toujours des suites très fâcheuses.

On emploie, pour arrêter le cours du sang, plusieurs moyens ; le plus fréquent consiste à appliquer sur les plaies un petit morceau d'*amadou*, qui n'est autre qu'un champignon. On peut encore se servir, *moins scientifiquement*, de *chiffon brûlé* ou d'une *toile d'araignée* que l'on maintient, quand faire se peut, par de petites compresses graduées et fixées par un bandage contentif. On peut encore toucher la plaie avec du *coton* imbibé d'une *solution de perchlorure de fer*, ou saupoudrer sa surface avec de l'*alun*, de l'*amidon*, de la poudre de *tan*, de *quinquina* ou de *colophane.*

Tous ces moyens peuvent être insuffisants, lorsque le sang se trouve appauvri, et se prend difficilement en caillots, ou lorsque la sangsue a mordu une artère un peu volumineuse. Alors le docteur intervient personnellement, soit par une compression méthodique, soit en pinçant les lèvres de la plaie entre les mors d'une petite pince, soit par tout autre moyen puisé dans les ressources de son art.

Comment panser les plaies ?

Après l'arrêt complet du sang, il y a une conduite à tenir à l'égard de ces petites bosselures violettes, produites par les piqûres.

Il suffit, ordinairement, de les laver avec des tampons de *coton hydrophile*, imbibés d'*eau borique.* On les isole complètement des germes de l'air, en les recouvrant d'une ou deux feuilles de ouate. En général, au bout de quarante-huit heures, la douleur et le gonflement des parties lésées ont disparu pour faire place à une teinte violette. Celle-ci ne tarde pas à s'effacer, et laisse après elle une petite cicatrice blanchâtre indé lébile.

Mais, si les précautions précédentes n'ont pas été prises, les choses peuvent se passer différemment; les bords de la morsure peuvent s'enflammer, ils finissent par suppurer, et la plaie se trouve convertie en un petit ulcère quelquefois fort long à se cicatriser. D'autres fois, enfin, l'inflammation s'étend aux environs, et chaque petite plaie devient le point de départ d'un abcès circonscrit. En attendant l'arrivée du médecin, vous combattrez l'inflammation par des cataplasmes émollients.

Rassurez-vous, d'ailleurs ; ces accidents sont rares et n'arrivent guère que lorsqu'un trop grand nombre de sangsues ont été massées en un point trop limité, par la faute de celle qui les a posées, ou bien chez des enfants prédisposés aux inflammations. Il en est même chez lesquels la simple piqûre d'une sangsue peut donner lieu à un érysipèle.

CHAPITRE XIX

SINAPISMES

Médicaments populaires et domestiques ; et bien tard venu serait celui qui voudrait à cette heure vous les recommander.

C'est de vous même, de votre propre chef, que vous avez souvent recours à ces topiques *rubé-fiants*, soit poussée par la prompte apparition d'un mal inconnu ou par l'ambition de satisfaire une de ces petites théories toutes faites que vous aimez à conserver et à cultiver précieusement sur la nature intime de telle et telle maladie. Dans tous les cas, quelle que soit votre inspiration, les sinapismes vous serviront bien plus souvent qu'ils ne vous trahiront.

Tout d'abord, que signifient les mots *sinapisme* et *rubéfiant ? Sinapisme* vient du mot grec *sinapis*, qui veut dire *moutarde* ; et sinapis veut dire moutarde parce que dans l'étude des plantes chaque végétal possède, à côté de son nom vulgaire, un nom *scientifique;* un nom emprunté à un langage qu'on ne parle plus, comme les anciennes langues grecque et latine : lequel nom, qui ne perdra jamais son vrai sens, à cause même de l'invariabilité des langues mortes, permettra de reconnaître une même plante à travers tous les âges, et chez tous les peuples civilisés. La plante que nous appelons vulgairement moutarde a donc pour étiquette scientifique le nom *sinapis.*

Ainsi l'étymologie d'un mot implique la composition du médicament qu'exprime ce mot ; de sorte qu'en délayant cette idée nous trouvons pour les sinapismes la définition suivante: des cataplasmes dans lesquels la farine de lin est remplacée par la *farine de moutarde*, et l'eau chaude par de l'*eau froide* ou à *peu près froide.*

Pourquoi les sinapismes sont-ils *rubéfiants ?* Ah!... encore un mot scientifique qui dérive cette fois de la langue latine. Rubéfiant veut dire *qui fait rougir,* qui produit la *rubéfaction.* Ainsi nous pourrions dire, en langage figuré, que la pudeur est rubéfiante. Le phénomène est le même: la peau rougit. La rubéfaction produite par les sinapismes se rapproche de la *vésication* produite par les vésicatoires (page 119) ; elle en est le premier terme, le premier pas. Prolongez démesurément l'effet d'un sinapisme, et vous aurez les résultats d'un vésicatoire, c'est-à-dire une véritable brûlure avec des cloches pleines de liquide. Les sinapismes, au contraire, ont une action plus rapide et plus douce, ne dépassant pas l'apparition d'une rougeur intense.

Préparation des Sinapismes

Vous faites une pâte de consistance suffisante, en délayant dans un pot de faïence de la farine de moutarde avec une certaine quantité d'eau froide ou simplement dégourdie. Nous proscrivons le vinaigre d'une façon absolue ; il n'a d'autre propriété que celle d'entraver l'action du médicament.

Comme vous le faites pour les cataplasmes, vous versez la pâte sur un carré de mousseline ou tarlatane de grandeur voulue et dont vous repliez les bords sur eux-mêmes.

Mais vous voyez, comme en médecine et en science, les moindres détails deviennent d'autant plus intéressants qu'ils sont mieux compris. L'eau est absolument nécessaire à la préparation des sinapismes, parce que c'est elle qui doit donner naissance au principe qui brûle et fait rougir la peau. Sans eau, la farine de moutarde est impuissante à produire la rubéfaction, parce qu'en elle-même elle ne contient rien qui puisse donner directement naissance à ce phénomène. La farine de moutarde renferme bien quelque chose ; mais cet élément, ou mieux ces éléments (car il y en a deux), sont inertes par eux-mêmes, et ce n'est qu'en présence de l'eau qui réagit sur eux, qu'ils produisent, comme résultante de leurs propriétés réciproques, un nouveau principe actif.

Voulez-vous des preuves ? Appliquez-vous directement sur la peau de la farine de moutarde pure, sans addition d'eau, et vous n'éprouverez aucune sensation de brûlure, à moins que votre corps ne soit en sueur, et alors vos téguments fourniront dans ce cas l'humidité nécessaire.

Un autre fait : appliquez directement un *sinapisme en feuille*, sans l'avoir préalablement trempé dans l'eau, et vous n'obtiendrez aucun effet.

Si vous vous sentez le courage de faire la contre-épreuve dans les conditions les plus probantes, vous constaterez que, dans l'emploi des sinapismes, l'eau devient la cause nécessaire d'une situation pénible, pour vos yeux, votre odorat et vos sens du goût et du toucher.

Ainsi pour faire un sinapisme il faut :

1° De la farine de moutarde ;

2° De l'eau ;

3° Cette eau doit être à *peine tiède*. C'est qu'en effet le principe actif dont les germes préexistent dans la farine de moutarde, mais dont le développement est provoqué par le contact de l'eau, est une essence volatile comme l'éther ; on la désigne sous l'expression d'*essence de moutarde*. Il va sans dire que, plus l'eau sera chaude, plus vite disparaîtra l'essence, et plus vite aussi l'activité du médicament.

SINAPISMES EN FEUILLES

Mais aujourd'hui, grâce à l'industrie qui s'exerce dans les petites choses comme dans les grandes, à restreindre considérablement la main-d'œuvre et à rendre le travail moins désagréable et plus rapide, vous aurez très rarement la nécessité de préparer vous-même les sinapismes.

En effet, lorsqu'on vous parle de sinapismes, vous pensez surtout à ces papiers rectangulaires, sur une face desquels est étalée, par des procédés particuliers, de la farine de moutarde. Vous les appelez encore des papiers *Parisiens*, ou des *Sinapismes Parisiens*, ou des *Papiers Universels*. D'ailleurs, la plupart des pharmaciens délivrent aujourd'hui des sinapismes en feuilles portant *leur propre nom* ; c'est la meilleure garantie de supériorité, d'autant qu'il faut en général se méfier des produits qu'une bruyante réclame s'efforce à présenter, comme étant *seuls* efficaces, alors qu'ils sont très souvent inférieurs.

Application des Sinapismes

Vous les placez sur la peau nue, à un endroit quelconque du corps, en exceptant le visage ; ce peut être aux membres supérieurs : aux bras, aux avant-bras, aux poignets ; ce peut-être aux membres inférieurs : face interne des cuisses, mollets, plante des pieds, ou enfin sur la poitrine, dans le dos ou sur l'abdomen.

Vous *fixez* le ou les sinapismes par une serviette, un mouchoir ou une bande.

Vous les *laisserez en place* pendant un temps relativement court ; pour cette raison que les enfants ont la peau plus fine, et la sensibilité plus grande que les adultes. L'égalité ne règne pas devant les sinapismes comme devant la loi ; ainsi, par ordre de susceptibilité décroissante à l'action de la moutarde, et toutes choses étant égales d'ailleurs, les enfants occupent le premier rang : viennent ensuite les dames et enfin les hommes.

Pour votre enfant, la durée d'application sera de trois, quatre, cinq minutes. Guidez-vous sur l'acuité de la douleur ressentie ; mais, néanmoins, n'enlevez le topique qu'après l'apparition d'une rougeur très nette.

La douleur ne sera point exprimée, si votre cher enfant *n'a pas connaissance*. Dans cette situation, surveillez plus attentivement l'action du sinapisme, pour ne pas obtenir par un contact trop prolongé l'action d'un vésicatoire. Ne dépassez jamais dix ou quinze minutes.

Dans des cas particuliers, vous aurez, d'après

nos conseils, à *promener les sinapismes*. Cette façon de faire est le plus souvent destinée aux membres inférieurs. Vous commencez à la partie supérieure du membre (face interne des cuisses) où vous appliquez le sinapisme pour une durée de cinq minutes environ ; vous retirez le topique pour le descendre au mollet et l'y laisser également cinq minutes ; de même, au bas des jambes, pour recommencer, s'il y a lieu, à la racine du membre.

Après l'application, vous ferez bien de laver avec de l'eau tiède la portion de peau rougie par le sinapisme. Si, malgré le retrait du médicament, votre enfant se plaignait de douleurs trop vives, vous le soulagerez par l'application de poudre d'amidon, d'huile camphrée, de baume tranquille, de cérat, de vaseline blanche ou de glycérolé d'amidon.

CHAPITRE XX

SIROPS

C'est en médecine la friandise même, si nous parlons au relatif. L'association des drogues à du sucre et de l'eau dans le but d'en faire des sirops a pour conséquences, non seulement de permettre la longue conservation de médicaments qui, laissés à l'état frais, s'altéreraient rapidement, mais encore de masquer leur saveur désagréable.

Les sirops se donnent aux enfants, directement à la cuiller, en suivant bien les doses prescrites par le médecin, surtout pour les sirops actifs. Parmi ceux-ci, nous appellerons votre attention sur le *sirop de codéine, sirop de belladone, sirop de digitale, sirop de chloral,* et tout *sirop composé* dont les éléments sont déterminés par une ordonnance. Au contraire, le *sirop de tolu* qui semble être votre favori, ou le *sirop de fleurs d'oranger* peuvent être avalés sans danger; le seul inconvénient d'une trop copieuse ingestion sera d'embarrasser le jeune estomac.

Les sirops *purs* ne plaisent pas aux enfants qui n'aiment pas ce qui *est trop sucré*. Dans ce cas, vous n'avez qu'à verser la cuillerée de sirop pur dans un peu d'eau ou de tisane, et à donner ce mélange à l'enfant.

Le sirop de Dessessartz, moins anodin que le sirop de tolu, possède à meilleur droit vos faveurs. C'est un médicament très utile comme *expectorant*, et, comme tel, éloignez un peu son administration du voisinage des repas, car il pourrait provoquer parfois des nausées ou le rejet des aliments.

Le sirop de chicorée, bien connu des sages-femmes et de l'intestin des nouveau-nés, s'emploie en nature ou mêlé à une égale quantité d'huile d'amandes douces. Donnez-le par cuillerée à café ou à dessert suivant l'âge, et de préférence le matin ou le soir.

Moins agréable est le *sirop antiscorbutique* ou *sirop de raifort*. Il est composé de racine de raifort, de cochléaria, de cresson, de cannelle, c'est-à-dire de plantes dont les propriétés stimulantes assez énergiques les font employer surtout dans les divers accidents qui dénotent ou accompagnent l'état scrofuleux et *scorbutique*.

Le sirop antiscorbutique *bien préparé* doit être jaune rougeâtre, quand on le voit par réfraction, et un peu verdâtre lorsqu'on le regarde par réflexion. Il est très aromatique, sa saveur est forte, amère et piquante et devient avec le temps moins désagréable.

Dans le but d'augmenter encore l'activité du médicament, le pharmacien peut y ajouter de l'*iode*; et vous avez alors le *sirop de raifort iodé*.

Qu'il soit simple ou iodé, ce médicament plait rarement aux enfants. Il faudra souvent vous fâcher pour le faire prendre. Mettez-y de la complaisance, en administrant le sirop dans un peu de tisane de pensée sauvage : ce petit moyen, que nous ne manquons jamais d'indiquer, nous a souvent réussi.

Le sirop de raifort se donne à la dose d'une ou deux cuillerées à bouche le matin ou le soir, ou au moment des repas.

Agissez de même pour le *sirop d'iodure de fer*, médicament tonique et précieux surtout pour les enfants qui ne peuvent supporter l'huile de foie de morue. Tenez-le à l'obscurité, car il se décompose facilement sous l'influence des rayons solaires.

CHAPITRE XXI

SUPPOSITOIRES

On appelle ainsi de petits morceaux de *savon*, de *beurre de cacao* ou de *miel durci*, destinés à être introduits dans le rectum. Pour cet usage, les suppositoires ont la forme de *petits cônes*, dont le contour est, en miniature, exactement celui des pains de sucre.

On les utilise d'une façon très heureuse, pour réveiller les petits intestins endormis et pas encore préparés à l'acte de l'effort.

Bien des corps peuvent jouer le rôle de suppositoires. Il suffit qu'ils pénètrent facilement dans le rectum, sans risques de blessures, et leur simple contact irrite et provoque l'intestin jusqu'à expulsion des garde-robes. A la campagne, on connaît bien ces petits moyens. Tantôt, c'est un pédoncule de violette préalablement huilé ;

tantôt, c'est un petit morceau de savon de ménage. Nous connaissons une brave et digne grand'mère, qui prodigue sa sollicitude à ses petits-enfants, en veillant avec amour sur leur frêle existence des premiers mois; elle combat leur constipation, d'une main heureuse et légère, à l'aide de trognons de choux.

Mais rien ne vaut, sous plusieurs rapports, ces suppositoires tout préparés que l'on trouve chez les pharmaciens. Ils sont admirablement fabriqués avec du *beurre de cacao;* ils sont ordinairement pleins; mais ils peuvent être creux et contenir une petite quantité de glycérine.

Il y a même aujourd'hui des suppositoires constitués uniquement et exclusivement par de la glycérine. Ce principe doux des huiles a été, dans ce but, solidifié par des procédés spéciaux, de façon à acquérir une consistance ferme et convenable.

Le pharmacien vous délivre les suppositoires après les avoir enveloppés séparément dans une feuille de papier d'étain, comme on le fait pour les tablettes de chocolat. C'est dans le double but et de prolonger leur conservation et d'empêcher qu'ils ne se liquéfient par la chaleur de la main. Vous enlevez la feuille métallique avant d'employer le suppositoire ; quant à l'introduction elle-même, vous lui réserverez toute la douceur que comportent votre délicatesse et celle de la situation.

CHAPITRE XXII

TISANES

Les tisanes ne sont pas, à proprement parler, des médicaments. Ce sont des boissons, faiblement actives pour la plupart, dont le principal rôle est de permettre l'ingestion d'une certaine quantité d'eau.

Une infinité de substances, dont presque toutes sont des plantes, servent à la préparation des tisanes. Tout le secret de cette préparation consiste à dissoudre dans l'eau les quelques principes contenus dans les végétaux.

Or, toutes les plantes ne se ressemblent pas. Chacune d'elle a, comme l'homme, son individualité propre. Les unes cèdent facilement leurs principes à l'eau froide ; les autres, à l'eau chaude. La chaleur doit agir très rapidement sur les unes, et lentement sur les autres. En d'autres termes, il y a plusieurs façons de préparer les tisanes, et je vous en indiquerai trois :

1° TISANES PAR MACÉRATION

Faire une tisane par ce procédé consiste à laisser la substance médicamenteuse en contact avec de l'eau *froide*, pendant un temps assez prolongé : douze ou vingt-quatre heures.

Ce moyen convient surtout aux produits qui cèdent facilement à l'eau leurs principes utiles, ou que la chaleur pourrait dissiper ou altérer. Néanmoins, la macération épuise imparfaitement les substances difficilement solubles, et les liqueurs qu'elle fournit sont presque toujours fermentescibles.

Préparez à l'eau froide les tisanes suivantes :

Café.	20 grammes pour 1 litre d'eau.			
Digitale.	Avis du médecin.			
Gentiane.	10 grammes pour 1 litre d'eau.			
Gomme.	20	—	—	—
Graines de lin.	10	—	—	—
Réglisse.	10	—	—	—
Rhubarbe.	5	—	—	—

2º TISANES PAR INFUSION

Ce sont les plus nombreuses, celles que vous préparez le plus souvent. Vous versez de l'eau bouillante sur la ou les plantes, et laissez refroidir dans un vase clos.

Ce procédé a sur le précédent l'avantage d'être bien plus court; dix minutes, un quart d'heure, une demi-heure.

Les vases dans lesquels on fait une infusion doivent remplir certaines conditions qu'il ne faut pas négliger : 1º ils seront inattaquables par les matières qu'on y traite ; 2º leur nature sera telle qu'ils puissent supporter le contact brusque d'un liquide bouillant, sans éprouver de ruptures. Enfin, les vases à parois épaisses, et faits en substances conduisant mal la chaleur, sont préférables aux vases métalliques, dans les cas où le contact entre les matières et le liquide chaud doit être prolongé le plus possible.

Dans l'infusion, l'élévation de température de l'eau n'a pas une influence bien longue, puisqu'elle diminue par le refroidissement. C'est pourquoi ce procédé convient spécialement aux

plantes de texture délicate, facilement péné-
trables par le liquide dissolvant.

De plus, la fermeture du vase à infusion est
indispensable, parce que beaucoup de plantes
possèdent en elles-mêmes, comme principe
actif, une essence volatile (feuilles de menthe,
sauge, absinthe, etc.), et que ce principe dispa-
raitrait rapidement par la chaleur, en vase non
clos.

Voici des exemples de tisanes par infusion :

Feuilles d'*absinthe*.	5 gram. pour 1 litre d'eau.
Semences d'*anis*.	10 —
Feuilles d'*armoise*.	10 —
Fleurs d'*arnica*.	4 —
Bouillon blanc.	5 —
Bourrache.	5 —
Fleurs de *camomille*.	5 —
Feuilles de *capillaire*.	5 —
Fleurs de *coquelicots*.	5 —
Feuilles de *digitale*.	Avis du médecin.
Tige de *douce-amère*.	20 gram. pour 1 litre d'eau.
Lierre terrestre.	10 —
Fleurs de *mauve*.	5 —
Feuilles de *mélisse*.	5 —
Feuilles de *menthe*.	5 —

Feuilles d'*oranger*.	5 gram. pour 1 litre d'eau.		
— de *pariétaire*.	10 —	—	—
Pensée sauvage.	10 —	—	—
Racine de *polygala*.	10 —	—	—
Feuilles de *ronces*.	10 —	—	—
Safran.	4 —	—	—
Saponaire.	10 —	—	—
Fleurs de *sureau*.	5 —	—	---
Thé.	5 —	—	—
Tilleul.	5 —	—	—
Valériane (racine).	10 —	—	—-

3⁰ TISANES PAR DÉCOCTION

Décoction vient d'un mot latin qui signifie *cuire*. Cette opération consiste à faire bouillir de l'eau plus ou moins longtemps avec des substances médicamenteuses, dont l'eau bouillante peut seule extraire, par son action prolongée, les principes solubles.

Les tisanes faites par décoction sont en nombre restreint ; et c'est une erreur assez commune de croire que les substances non aromatiques fournissent, par la décoction, des liquides plus chargés de principes fixes que ceux qu'on prépare par infusion, et que cette opération (la décoction) ne leur fasse rien perdre. Dans presque tous les cas, la décoction donne des produits inférieurs en quantité et en qualité à ceux de l'infusion et quelquefois à ceux de la macération.

Ce n'est pas moins une opération indispensable, lorsque les produits qu'il s'agit d'atteindre ne peuvent se dissoudre que sous l'influence plus ou moins prolongée de la chaleur ; ou pour atteindre les parties des plantes fraiches d'une texture un peu compacte, lorsqu'elles trouvent dans un reste d'organisation une protection contre la pénétration de l'eau à une plus basse température.

Par contre, il convient de s'abstenir de la décoction pour les matières altérables, et principalement s'il y a intérêt à ne pas entrainer des principes insolubles ou certaines substances qui ne peuvent se dissoudre qu'à la faveur d'une température élevée. Ainsi vous traiterez la racine de réglisse par macération ou infusion, et non par décoction : la tisane contiendrait de l'huile âcre et serait une boisson désagréable.

Voici les tisanes que vous ferez par décoction :

Grains de *café*.	10 grammes par litre d'eau.			
Bois de *gaïac*.	5	—	—	—
Gruau.	20	—	—	—
Rac. *guimauve*.	10	—	—	—
Lichen.	10	—	—	—
Orge.	20	—	—	—
Pruneaux.	50	—	—	—
Quatre-fruits.	10	--	—	—
Riz.	20	—	—	—

Administration des Tisanes

Nous avons dit au début que les tisanes sont faiblement chargées de principes actifs. Elles agissent le plus souvent par l'eau qu'elles contiennent, et constituent pour cela même une ressource précieuse pour l'art de guérir. Elles fournissent un excellent moyen de faire prendre au malade une quantité de liquide qu'il se déciderait difficilement à ingérer si l'on s'adressait à l'eau pure.

Les tisanes s'administrent par grands ou petits verres dans l'intervalle des repas. Leur action diffère suivant qu'on les donne froides ou chaudes ; dans le premier. cas, elles tonifient l'estomac et augmentent la sécrétion du liquide urinaire ; chaudes, elles provoquent la transpiration.

Il est enfin quelques tisanes dont l'emploi doit être déterminé par le médecin, à cause de leur certain degré d'activité. Exemple : le *jaborandi*, la *digitale*, les *stigmates de maïs*, l'*eucalyptus*, etc.

CHAPITRE XXIII

VERMIFUGES

Vermifuge veut dire : qui *chasse les vers*. On désigne sous ce qualificatif les médicaments dont l'usage est de déloger ces hôtes indiscrets qui s'installent fréquemment dans le corps des enfants, surtout s'ils sont faibles, lymphatiques ou scrofuleux.

Les indispositions ou maladies du jeune âge sont attribuées habituellement à une triple cause bien connue des mères de famille : la croissance, la dentition ou les vers. Si ces petits animaux sont trop souvent incriminés, ils jouent parfois un rôle dangereux dans cette trilogie trompeuse.

On voit chez les enfants deux espèces de vers intestinaux. Ou bien ces animaux sont tout petits, se rencontrent surtout dans le premier âge et occupent de préférence le gros intestin :

ce sont les *oxyures* dont la présence est révélée par de vives démangeaisons anales.

Ou bien ces parasites ont une certaine longueur, se réfugient surtout dans le petit intestin (intestin grêle), et ne se voient guère qu'à partir de trois ans. Il est alors question, en terme scientifique, de l'*ascaride lombricoïde*.

Ne parlons pas du ver solitaire qui fréquente les enfants beaucoup trop exceptionnellement et réserve ses sympathies pour les adultes.

Administration des Vermifuges

Plusieurs médicaments ont pour mission de tuer les vers, ou simplement de les pourchasser en ménageant leur existence.

Quel que soit le vermifuge adopté, voici deux règles générales qu'il vous est bon de suivre :

1º La veille où les vilains locataires seront expulsés, soumettez votre enfant à la diète ; qu'il dîne médiocrement.

2º Le lendemain, après l'administration du vermifuge, donnez un purgatif. L'huile de ricin est préférable ; vous la faites prendre une heure après le vermifuge.

Quant au vermifuge lui-même, il sera l'une des substances que voici :

1° Le **semen-contra**. C'est la graine d'une plante appartenant à la même famille botanique que l'absinthe, l'arnica, la camomille, etc. Les graines de semen-contra sont plus utilement employées en nature pour les enfants difficiles ; on emploie, d'une façon plus anodine, ces mêmes semences enrobées dans du sucre, que les pharmaciens détiennent sous le nom d'*anis couvert*. Il est encore plus efficace de s'adresser au sermen-contra *en poudre.*

Malheureusement, cette plante vermifuge a contre elle son goût désagréable qui déplait fort aux enfants.

En poudre, le médecin la prescrit à la dose de 1 à 6 grammes suivant l'âge de l'enfant, mélangée avec du miel ou délayée dans une tasse de lait, le matin à jeun.

2° La **santonine** est ordonnée par le médecin et par aucun autre. C'est une substance blanche, cristalline, retirée du semen-contra dont elle est le principe essentiellement actif.

C'est donc la quintessence du semen-contra ; c'est une raison suffisante pour que son emploi soit dirigé et surveillé par la seule personne compétente.

Elle est prescrite soit à l'état pur, soit mélangée avec du sucre. Dans l'un ou l'autre cas, le pharmacien la délivre en un ou plusieurs petits paquets, suivant qu'elle doit être prise en une, ou deux ou trois fois.

Vous délayez chaque *petit paquet* dans un peu d'eau sucrée, pour l'offrir au moment voulu.

La santonine peut aussi vous être présentée sous forme de *pastilles en sucre* ou *en chocolat*, dans l'intention de tromper la gourmandise des enfants.

Vous donnez une ou plusieurs pastilles en deux ou trois fois, suivant la dose déterminée.

Une petite remarque : il est possible que votre enfant, supposé d'un certain âge, vous dise, après avoir pris le médicament, que *tout ce qu'il voit lui paraît jaune*. Croyez votre enfant, et ne vous effrayez pas ; la santonine trouble en effet la vue, mais d'une façon toute superficielle et passagère ; cette anomalie de la perception des objets disparait avec l'effet vermifuge du médicament lui-même.

3° **La mousse de Corse** est un mélange de plusieurs plantes marines (algues) qui s'administrent sous forme de *sirop* ou mieux d'infusion.

Ce vermifuge, les enfants le prennent assez souvent sans répugnance ; bien que son odeur ne soit pas des plus suaves, et malgré la saveur salée qu'il doit à son origine.

4° Le **calomel** sera le dernier cité. C'est une poudre blanche, qui peut vous intéresser particulièrement par ce fait que son action varie suivant la dose employée.

Comme vermifuge, on le donne en un ou deux paquets, à l'instar de le santonine. On l'administre de la même façon, délayé dans un peu d'eau sucrée ou mélée à du miel.

Le calomel s'emploie encore sous forme de *pastilles roses*, dont la quantité à faire prendre varie suivant la dose arrêtée.

CHAPITRE XXIV

VÉSICATOIRES

Les vésicatoires constituent, comme vous le savez bien, un mode de traitement très employé. Les services qu'ils rendent sont immenses, et pour le malade et pour le médecin, chaque fois qu'il y a lieu de combattre une inflammation. Le système de défense consiste à opposer au travail inflammatoire un médicament *dérivatif*, c'est-à-dire une substance capable d'atténuer le mal, en le détournant en *quelque sorte* de son siège primitif, pour le fixer, du moins en partie, à la surface du corps.

Je dis en *quelque sorte*, car ce n'est pas précisément le mal lui-même que le vésicatoire fait dériver ; c'est son énergie qu'il dédouble, par cette tactique qui veut qu'on attaque son ennemi en plusieurs points à la fois, pour diviser ses forces et l'affaiblir. Prenons un exemple parmi les plus courants : votre enfant a pris froid, ses petits poumons enflammés réclament l'action d'un vésicatoire : comment agira ce topique? Il produira sur le corps de votre enfant, sur un côté quelconque de sa poitrine, une plaie véritable, une plaie qui ressemble en tous points à celle d'une brûlure. Mais une brûlure quelconque peut comporter des accidents graves, suivant son acuité plus ou moins grande. Au contraire, la plaie que produit un vésicatoire a été prévue par le médecin. Celui-ci la connait par avance; il en a prévu le degré invariable d'intensité; il sait qu'elle est toujours bénigne, toujours guérissable, et qu'un pansement très simple suffira pour sa rapide cicatrisation. Cette plaie artificielle est *dérivative*, c'est-à-dire qu'elle détourne à son profit, pour la nécessité de sa guérison, une partie du travail inflammatoire inhérent à la maladie de l'enfant.

C'est donc une erreur grossière, malheureusement ancrée dans la société, que d'attribuer au vésicatoire comme une attraction matérielle du mal à la surface du corps; que de s'imaginer, par exemple, que l'emplâtre vésicant *tire l'eau* fabriquée par l'inflammation.

N'est-ce pas que cette fiction vous plaît ? N'est-ce pas qu'il vous est arrivé d'apprécier la violence de la maladie, ainsi que l'opportunité du vésicatoire, et parfois même la sagacité de votre médecin, par la *quantité d'eau attirée dans les cloches ?*

Eh bien, je vous en prie, mettez de côté ces préjugés, en vous en rapportant, ne serait-ce que par déférence, aux saines notions de la science. D'abord, vous voyez beaucoup trop d'eau dans la plupart des maladies. Des principales inflammations justiciables du vésicatoire (bronchites, rhumes, fluxions de poitrine, congestion pulmonaire, etc.), il n'en existe qu'une seule où il y ait production d'eau : c'est la *pleurésie.* Or, même dans cette maladie, la sérosité produite par le travail inflammatoire est complètement indépendante de celle qu'a fait naître le vésicatoire à la surface de la peau.

Ainsi le vésicatoire appliqué sur les téguments produit une plaie. A la vue, cette plaie nous offre les caractères physiques d'une écorchure, dont la surface mesure celle du médicament lui-même, s'il a été solidement fixé.

En certains points de cette plaie, l'épiderme a disparu et laisse voir une rougeur intense, pourpre et cramoisie. En d'autres points, l'épiderme est soulevé par des *cloques*, en terme de jargon, par des *vésicules* ou *phlyctènes*, en langage scientifique. Ces *cloches* sont pleines d'un liquide qui parait être de l'eau; qui en réalité représente la partie du sang qui a pu filtrer à travers les vaisseaux circulatoires sous l'influence du médicament : c'est le *sérum* du sang, c'est de la *sérosité*.

Aspect des Vésicatoires

Mais nous connaissons les effets d'un vésicatoire, tout en ignorant comment se présente à nos yeux le médicament lui-même. Comblons cette lacune.

Représentez-vous une grande toile cirée, dans laquelle on découpe des morceaux à contour variable, grands ou petits, carrés ou ronds, ovales ou rectangulaires, en losange ou en fer à cheval, et vous saurez comment procède le pharmacien pour vous servir un vésicatoire dont le médecin a déterminé préalablement la forme et les dimensions.

L'une des faces de cette toile est de couleur

noirâtre ; sa surface est lisse ou granuleuse ; son odeur est forte et particulière. Elle doit ces caractères à une pâte dont elle a été enduite, et cette pâte constitue la partie active du topique, c'est-à-dire le médicament lui-même.

Et qu'y a-t-il dans cette pâte ? Une seule chose intéressante : une *poudre d'insectes*, associée à des matières gommeuses qui n'ont qu'un rôle inerte et agglutinatif. Ces insectes sont des mouches, dites *cantharides ;* ils ont avec les hannetons des liens de parenté, et sont à eux seuls la cause efficiente des phénomènes de la vésication.

Si maintenant nous voulons nous résumer par une définition en termes inverses, nous dirons que les vésicatoires sont formés de mouches cantharides réduites en poudre et incorporées dans une pâte qui en permet l'application.

Application des Vésicatoires

Avant tout, vous lavez avec un peu d'eau tiède l'endroit du corps indiqué par le médecin; s'il y a des cheveux, il convient de les couper et, mieux, de les raser.

Cela fait, vous appliquez la *toile vésicante*, directement, par sa face noirâtre et poisseuse, en pressant légèrement avec la paume de la main.

Le médecin conseille quelquefois d'interposer entre le vésicatoire et la peau du bébé une feuille de *papier huilé*. Cet intermédiaire a pour but de prévenir la violence du médicament, dont l'action parfois trop vive se porte sur la vessie qu'elle irrite. Vous constaterez cette complication aux douleurs de ventre dont se plaindra votre enfant ; à des envies d'uriner, fréquentes, pénibles et douloureuses ; à l'arrêt complet de l'urine ou à la couleur rouge de celle-ci parce qu'elle contient du sang. Ces accidents sont heureusement peu fréquents et sont combattus avec une entière réussite par des cataplasmes sur le ventre, par du lait ou de la tisane de queues de cerises.

Une fois que le vésicatoire est appliqué, fixez-le plus solidement sur la peau, en rabattant sur celle-ci les extrémités de deux ou plusieurs bandelettes agglutinatives que le pharmacien vous a fournies et qui s'entre-croisent par leur milieu sur la face cirée et inactive du vésicatoire. Ces bandelettes de diachylon adhéreront à la peau plus vite et plus facilement, si vous en chauffez très légèrement les bouts au voisinage d'une flamme. Mettez par dessus un linge plié en quatre, et enfin une serviette ou un mouchoir qui fasse le tour du corps.

Durée d'application. — Chez les enfants, le vésicatoire est laissé moins longtemps en place que chez les adultes, à cause de leur susceptibilité plus grande à l'action des médicaments, et des accidents de vessie, qui suivent une vésication trop prolongée. La durée varie de *une heure à trois heures* pour les enfants du premier âge, et de *quatre à cinq heures* pour ceux de huit à dix ans.

Ablation du vésicatoire. — Après avoir maintenu le médicament sur place, dans les limites de temps déterminées par le médecin et strictement observées par vous, vous enlevez le vésicatoire. Vous n'avez pour cela qu'à défaire les attaches avec précaution, et à soulever tout doucement la toile par un de ses bords.

Pansement du Vésicatoire

Vous avez ôté le topique, et vous êtes en présence d'une plaie décrite plus haut (page 120), dont les *phlyctènes* ou *vésicules* peuvent ne pas être encore formées, malgré la bonne qualité du médicament et la durée d'application suffisante.

Aussi, dans tous les cas, recouvrez directement la plaie par un cataplasme de fécule. C'est un excellent moyen d'atténuer la douleur, de combattre l'énervement que manifestent souvent les jeunes enfants, et de favoriser l'apparition des *ampoules*. Quant aux *cloques* elles-mêmes, il faut *les percer* par leur bord inférieur : dans le double but, et de favoriser la sortie du liquide et de permettre à l'épiderme, en s'affaissant sur lui-même, d'épargner à l'enfant la douleur exaspérante d'une plaie vive. Pour crever les ampoules, servez-vous de la pointe de ciseaux ou d'une aiguille : vous aurez préalablement chauffé l'instrument perforateur et, après refroidissement, bien essuyé : c'est afin de détruire par le feu tous les germes qui pourraient être fixés sur les ciseaux ou l'aiguille, et de vous précautionner ainsi contre toute cause d'inflammation.

Je me résume. Après l'ablation du vésicatoire, vous devez, sauf avis contraire :

1º Appliquer un cataplasme sur la plaie ;

2º Vider les vésicules pleines ;

3° Panser la plaie elle-même.

Pour *panser la plaie*, ou le *vésicatoire*, pour employer l'expression commune et impropre, il y a plusieurs procédés. Ou bien, suivant la méthode ancienne, vous appliquez une fois ou deux par jour du *papier brouillard* ou un *linge fin* enduit de *cérat*, de *vaseline* ou de *beurre*, et vous fixez le pansement par une serviette ou un lien quelconque. Ou bien, et c'est le moyen le plus moderne et le plus simple, vous mettez sur la plaie une couche de ouate, à l'exclusion de toute autre chose, et la maintenez sans y toucher jusqu'à complète cicatrisation.

CHAPITRE XXV

VOMITIFS

Je considère ce genre de médicaments comme une base d'intervention dans la médecine des enfants. Ces petits êtres, encore insuffisamment protégés par la nature, sont particulièrement sujets aux troubles de l'estomac et aux inflammations des poumons et des conduits qui s'y dirigent, les bronches. Dans les deux cas, qu'il s'agisse des bronches ou de l'estomac, le médecin s'adresse aux médicaments *vomitifs*.

Ceux-ci sont donc destinés à deux organes différents. Mais vous savez que le conduit se dirigeant vers l'estomac (l'*œsophage*) est absolument distinct de celui (la *trachée*) qui s'unit aux bronches et aux poumons. Vous n'ignorez pas non plus que ce qui pénètre par notre bouche (aliments, boissons, médicaments) pour se rendre à l'estomac, atteint son lieu de destination par l'œsophage, et non par la trachée; car celle-ci ferme sa porte à toute substance étrangère à la respiration, sous peine d'asphyxie pour les poumons dont elle est la sentinelle avancée.

Il résulte de ce fait et de la double attribution des vomitifs, que ces médicaments peuvent être employés pour débarrasser les bronches, bien qu'ils pénètrent toujours et forcément dans l'organe d'à côté : l'estomac.

Cette action des vomitifs sur plusieurs organes, malgré leur pénétration constante dans une seule et unique cavité, s'explique par voisinage. C'est par la liaison intime qui relie entre eux nos appareils digestif et respiratoire, que les efforts que provoque un vomitif mis en contact avec l'estomac suffisent par contre-coup pour désobstruer mécaniquement les bronches.

Cette interprétation n'est pas inutile, car peut-être pensiez-vous, jusqu'à présent, que, dans un gros rhume ou une bronchite, par exemple, les matières rendues sous l'influence d'un vomitif proviennent en totalité des bronches; ou bien encore que, dans une bronchite, c'est l'estomac qui est embarrassé par le fait de cette maladie.

Le médicament de choix pour obtenir des

effets vomitifs est l'*ipéca* ou *ipécacuana*. C'est un arbuste dont la tige mesure 30 centimètres environ, et qui pousse dans les forêts épaisses et ombragées du Brésil : les Brésiliens l'appellent *Paya-do-mato*.

La racine d'ipéca fut introduite en France vers 1672 et préconisée comme vomitive et anti-dysentérique. Mais c'était un remède secret ; l'origine de la plante était inconnue ; c'est Louis XIV qui acheta le secret de la provenance, et le publia.

Pulvérisée par des moyens mécaniques, la racine d'ipéca devient la *poudre d'ipéca* qu'on emploie de préférence, du moins dans nos pays. Quant au *sirop d'ipéca*, réservé aux tout jeunes enfants, il résulte de l'association avec du sucre des principes contenus dans la racine de la plante.

Administration des Vomitifs

Pour faire vomir les enfants, on se sert donc du sirop d'ipéca s'ils sont tout jeunes ; à partir d'un an au moins, on emploie de préférence la poudre d'ipéca associée à du sirop d'ipéca ou simplement à de l'eau.

Le sirop d'ipéca seul s'administre par cuillerée à café toutes les cinq minutes jusqu'à effet convenable. Si le résultat se montre tardif, promenez le bébé sur les bras ou chatouillez-lui le fond de la gorge avec une barbe de plume ou le petit doigt.

Mais, si l'enfant a deux ou trois ans et plus, vous aurez à compter avec son indocilité et son refus impérieux de prendre un breuvage qui n'a pas ses faveurs. Ce breuvage sera toujours, une dose variable de poudre d'ipéca, délayée par vous-même dans un peu d'eau, ou manipulée par le pharmacien de façon à constituer un vomitif liquide *tout préparé*.

Une petite recommandation : que le vomitif soit apprêté par vous, ou qu'il vous soit délivré dans une fiole, versez-le dans une tasse à café, et recouvrez-le par une couche de tisane de violettes ; ce petit stratagème atténue beaucoup l'odeur et l'aspect nauséeux du médicament. Enfin, prenez la précaution de faire vos petits mélanges, loin des regards de l'enfant.

Voici le moment solennel : l'enfant se raidit, agite les membres et serre les mâchoires. Alors, en mère courageuse et dévouée, laissant un instant votre tendresse, pour ne plus voir votre enfant, mais le mal qui réclame une action prompte, vous employez *la force*, ainsi qu'il suit :

L'enfant est sur vos genoux ; d'autres personnes lui tiennent les bras et les jambes. D'une main vous lui pincez le nez, et l'enfant se trouve ainsi forcé de respirer par la bouche. De l'autre main, vous appuyez sur l'intervalle des dents le bec d'une cuiller à café remplie du médicament. Dès que l'enfant les desserre, vous faites pénétrer dans la bouche *avant d'en verser* le contenu ; et vous appuyez sur la partie postérieure de la langue en faisant couler peu à peu le liquide. De cette manière, vous donnez à l'enfant un point d'appui pour avaler, et vous l'empêchez de rejeter le remède : ce qu'il ferait bien souvent si vous enleviez la cuiller avant qu'il ait bu.

Les Anglais se servent avec avantage d'une petite cuiller couverte d'une opercule. Cette fermeture, qui se voit d'ailleurs en France, sur des cueillers destinées à l'huile de foie de morue, empêche que l'indocilité du petit malade n'ait pour première conséquence la perte du liquide qu'elle contient.

L'action du médicament se manifeste après un temps variable. Chez les jeunes bébés une ou deux expectorations sous la seule influence du sirop d'ipéca suffisent. Chez les enfants plus âgés, il est souvent utile de prolonger l'action du vomitif, en provoquant des efforts répétés. L'eau chaude remplit bien ce but; administrée en assez grande quantité, elle fait contracter l'estomac excité déjà par le vomitif, et produit l'expectoration.

De préférence à l'eau tiède, vous ferez prendre à l'enfant de l'infusion chaude et non sucrée de fleurs de violettes, laquelle produira des vomissements d'un façon plus rapide et moins désagréable.

TABLE DES MATIÈRES

Tours, imp. Deslis Frères, rue Gambetta, 6.

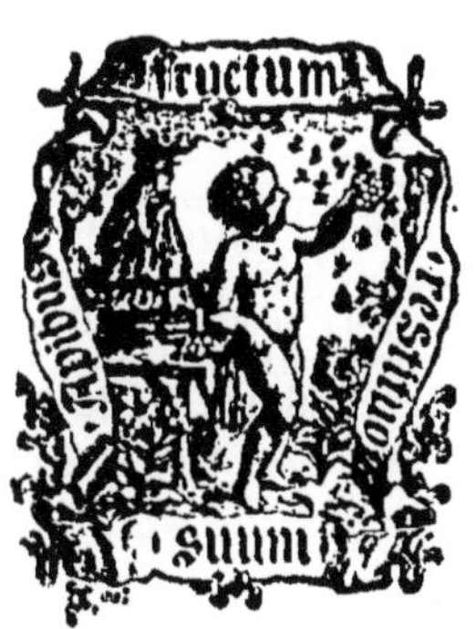

Société d'Éditions Scientifiques

BASÉE SUR LA MUTUALITÉ

4, RUE ANTOINE-DUBOIS, 4

PLACE DE L'ÉCOLE-DE-MÉDECINE

EXTRAIT

DU

CATALOGUE

DES OUVRAGES

PUBLIÉS PAR LA SOCIÉTÉ

Tous les ouvrages portés sur ce Catalogue seront expédiés **franco de port**, en n'importe quel pays, aux prix marqués, à toute personne qui en fera la demande accompagnée d'un mandat postal ou d'une valeur à vue sur Paris.

Toute demande de livres *édités* par la Société dépassant **30 francs** sera servie franche de port avec une remise de **15 0/0** sur les prix marqués.

ADRESSER TOUTE DEMANDE

à M. le Directeur

DE LA SOCIÉTÉ D'ÉDITIONS SCIENTIFIQUES

PLACE DE L'ÉCOLE-DE-MÉDECINE

4, RUE ANTOINE-DUBOIS, 4

PARIS

A

ABET. — **Le Chimaphila umbellata** (herbe à pisser), **son action diurétique.** Gr. in-8. 2 fr.

— **Annales économiques** (revue). — Abonnement : un an, Paris, 20 fr. — Province, 22 fr. — Étranger, 24 fr.

ARTHAUD et BUTTE. — **Diabète, albuminuries névropathiques, physiologie normale et pathologique du nerf pneumogastrique.** 1 vol. in-8 carré. 6 fr.

AUVARD et PINGAT. — **Hygiène infantile.** Histoire du maillot, du biberon et du berceau à travers les âges. 1 vol. in-8 écu, illustré, broché. 1 fr. 50
— Relié. 2 fr.

AYMÉ (Victor). — **L'Afrique française** et le chemin de fer transsaharien. 1 vol. in-18. 2 fr. 50

B

BARTHÉS (Emile). — **Manuel d'hygiène scolaire,** à l'usage des instituteurs, des lycées, collèges, etc. 1 vol. in-18. 2 fr. 50

BÉRILLON (Edgar). — **Théories et applications pratiques de l'hypnotisme.** 1 vol. in-8 carré, avec figures. 1 fr. 25

— **La suggestion,** ses applications à la pédiatrie et à l'éducation mentale des enfants vicieux ou dégénérés. 1 vol. in-8. 2 fr.

— **Revue de l'hypnotisme expérimental.** Abonnement : un an, Paris, 8 fr. — Départements, 10 fr. — Étranger, 12 fr.

BLANCHON (Horace) du *Figaro*. — **Nos grands médecins d'aujourd'hui,** avec une préface de Maurice de FLEURY et les portraits à la plume de DESMOULINS. 1 vol. in-8 carré, texte encadré, tirage en trois couleurs. 10 fr.

BILBAUT (Théophile). — **L'art céramique au coin du feu.** 1 gros vol. in-18. 3 fr. 50

BINGER (le capitaine). — **Esclavage, Islamisme et Christianisme.** 1 vol. in-8 carré. 2 fr. 50

BITZOS. — **La skiascopie (kératoscopie).** 1 vol. avec 30 fig. 4 fr.

BLANCHARD (Raphaël). — **Histoire zoologique et médicale des Téniadés** du genre Hymanolepis Weinland. 1 vol. in-8 carré, avec fig. 3 fr.

— **Congrès international de zoologie.** 1 gros vol. in-8 raisin avec planches et figures. 20 fr.

BOUDAILLE (Henri). — **Catéchisme des premiers soins à donner en cas d'accident avant l'arrivée du médecin,** avec figures démonstratives. 1 vol. in-16 raisin cartonné. 1 fr.

BOULANGIER (commandant). — **Essais sur les origines de la Méditerranée.** Nouvelle méthode, cartographique. 1 vol. in-8 carré avec cartes et plans. 10 fr.

BOULANGIER (Edgar). — **Notes de voyage en Sibérie** et le chemin de fer transsibérien. 1 beau vol. in-8 jésus avec de nombreuses illustrations sur bois, cartes, plans, etc. 7 fr. 50
— Relié. 11 fr.

BOULOUMIÉ. — **Manuel du Candidat** aux différents grades de médecin ou de pharmacien dans la réserve de l'armée active et dans l'armée territoriale. 1 gros vol. in-18 jésus. 5 fr.

— **Cours de thérapeutique.** 1 vol. in-8 carré. 3 fr.

Envoi franco par la poste contre un mandat

— **Vittel, pratique personnelle.** 1 vol. in-8 carré.   2 fr.

BOUTARD (E.). — **Des différents types de diabète sucré.** 1 vol. in-8 carré.   4 fr.

BOUTIRON. — **Du Coryza chez les enfants du premier âge.** 1 vol. in-8 carré.   2 fr.

BRACHET. — **Traité du rhumatisme** et de l'arthrite rhumatoïde, par le Dr ARCHIBALD, GARROD, trad. de l'anglais. 1 vol. in-8 carré avec fig. 12 fr.

BRUYANT. — **Les fourmis de la France.** 1 vol. in-8 raisin avec pl. hors texte.   3 fr.

BUGUET (Abel). — **La photographie de l'Amateur débutant.** 3e *édition* augmentée. 1 vol. in-18 jésus avec 44 figures.   1 fr. 25

— 1re série. — **Trois cents recettes photographiques.** 1 vol. in-8 écu, broché.   2 fr.
— Relié,   2 fr. 50
— 2e série. Br.   2 fr.

— **L'année photographique.** 1 vol. in-8, illustré.   4 fr.

— **L'annuaire de la photographie pour 1892.** 1 vol. in-8.   2 fr. 50

BUREAU. — **Guide pratique d'accouchements.** Conduite à tenir pendant la grossesse, l'accouchement et les suites de couches. 1 gros vol. in-18 avec figures.   6 fr.

BURET. — **La Syphilis aujourd'hui et chez les anciens.** 1 v. in-18 3 fr. 50

CANTIN. — **Des Lymphangites péri-utérines non puerpérales,** et de leur traitement par le curettage de l'utérus. 1 vol. in-8.   2 fr. 50

CATALAN. — **L'Uni-taxe.** 1 brochure in-8 carré.   1 fr. 50

CEZILLY. — **Concours médical.** France et étranger un an.   20 fr.
Pour MM. les Etudiants.   5 fr.
Pour les membres de la Société le *Concours.*   10 fr.

— **La Grippe.** 1 vol. in-8 raisin. 3 fr.

CHAUVEAUD. — **De la reproduction chez le dompte-venin.** Brochure in-8 raisin.   4 fr.

CHÉRON. — **Le drainage de la cavité utérine.** Broch. in-8 raisin. 4 fr.

CLAPPIER. — **Au bout de l'Europe.** Récit d'un voyage au cap Nord. 1 vol. in-8 couronne.   3 fr.

CLEIZ. — **Création des sexes.** 1 vol. in-8 raisin.   2 fr.

Congrès colonial international. 1 vol. in-8 raisin.   6 fr.
Congrès colonial national. 2 vol. in-8 raisin.   12 fr.
Congrès Habitations bon marché. 4 fr.
—   Assistance publique. 2 vol. in-8 raisin.   20 fr.
Congrès Hygiène. 1 vol. in-8.   15 fr.
—   Géographie. 2 vol.   20 fr.
—   Sauvetage.   4 fr. 50
—   Comptabilité.   3 fr. 50
—   Propriété foncière.   3 fr. 50
—   Instit. féminines.   10 fr.
—   Monétaire.   7 fr. 50
—   Emigration et immigration.   3 fr. 50
—   Zoologie. 1 vol. et grav. 20 fr.

COSTE. — **La question monétaire.** 1 vol. in-8 raisin.   3 fr. 50

COUTAGNE (Henri). — **Trois semaines en pays scandinaves.** In-8 couronne.   2 fr. 50

CROUIGNEAU. — **Promenades d'un médecin à travers l'Exposition.** 1 gros vol. in-8 illustré.   7 fr. 50

D

DANBIES. — Souvenirs de voyages. Algérie et Panama. 1 vol. in-8 carré. 3 fr.

DESCHAMPS (Émile), chargé de mission scientifique par le ministre de l'Instruction publique. **— Au pays des Veddas.** Ceylan. (Carnet d'un voyageur). In-8 de 500 pages avec 116 figures, d'après les croquis et photographies de l'auteur et une carte. 7 fr. 50

DROUET. — Le lait bouilli. 1 vol. in-8. 3 fr.

DUCHOCHOIS. — Éclairage dans les ateliers de photographie. traduit de l'anglais par C. Klary. 1 vol. in-8 écu, avec figures. 3 fr.

DUMAS. — Français d'Afrique. 1 v. in-8 raisin. 2 fr. 50

DUPUY (B.). — Des alcaloïdes. 2 gros vol. in-8 jésus. 32 fr.

E

EGASSE et P. GUYENOT. — Les eaux minérales naturelles de France et d'Algérie. 1 vol. in-8 carré. 7 fr. 50

F

FERRET. — Traité de Glaucome. 1 vol. in-8 carré (2º éd.). 4 fr.

— De l'ophtalmie granuleuse. In-8 carré 2 fr. 50

— La Myopie. sa pathologie, son traitement. 1 vol. in-8 carré. 3 fr.

FINART D'ALLONVILLE. — Causeries sur les phénomènes de la Nature. 1 vol. in-18 jésus avec nombreuses figures. 4 fr.

FLEURY-HERMAGIS et ROSSIGNOL. — Traité des excursions photographiques. 3º *édition*, un magnifique vol. in-18 jésus, avec figures dans le texte. 6 fr.

FLEURY-HERMAGIS. — Atelier de l'amateur. 1 vol. in-8 écu, avec fig. 1 fr. 50

FLOQUET. — Avortement et dépopulation. 1 vol. in-8. 1 fr.

FOWLER. — De la localisation des lésions de la phtisie. 1 vol. in-8 carré, broché. 2 fr.
— Cartonné toile. 2 fr. 50

G

GAUTHIOT. — Les Ports du monde entier. Prix de la souscription aux deux volumes. 60 fr.

GERS (Paul). — Le Photo-Journal. Un an. 10 fr.

— Journal des sociétés photographiques. Un an: Paris, 5 francs.
— Union postale. 6 fr.

GILLET DE GRANDMONT. — Berlin au point de vue de l'hygiène. 1 vol. in-8 jésus, avec planches et figures. 4 fr.

GIROD (Dr). — Topographie médicale de la ville de Clermont-Ferrand. 1 vol. in-8. 5 fr.

GRELETTY. — Causeries pour les médecins. 1 vol. in-18 jésus. 4 fr.

GUYENOT-OUTHIER. — Du Condurango et de la Condurangine. 1 vol. in-8 raisin. 2 fr.

YVES GUYOT. — Le Budget. Brochure in-8 raisin. 1 fr.

— De la suppression des octrois. Brochure in-8 raisin. 2 fr.

Envoi franco par la poste contre un mandat

H

HAMÉLIUS. — Philosophie de l'économie politique. 1 v. in-18 jés. 3 fr.

HARMAND (Jules). — **L'Inde,** préface et traduction de sir John Suachey. 1 vol. in-8 carré avec carte.   10 fr.

HEIM. — Recherches médicales sur le genre « Paris ». 1 vol. in-8, avec pl. hors texte.   10 fr.

HORAND. — Cours de médecine à l'usage des garde-malades. 1 gros vol. in-18.   4 fr.

J

JOUGLARD. — L'Univers et sa cause d'après la science. 1 vol. in-18. 4 fr.

K

KLARY. — Éclairage (voir Drenochois).   3 fr.

— Le Photographe portraitiste. 1 vol. in-8 carré, avec figures et 11 gravures hors texte.   5 fr.

— Des projections lumineuses. 1 vol. in-8 avec fig.   5 fr.

— Travaux du soir de l'amateur photographe.

L

LABORDE. — Méthode expérimentale. 1 vol. in-18 jésus   2 fr.

— De l'intoxication par l'oxyde de carbone. 1 brochure, in-18. 1 fr.

— Physiologie (*sous presse, pour paraître très prochainement*).

—Mécanisme physiologique des accidents et de la mort par le chloroforme. 1 vol. in-8.   2 fr. 50

LAFAGE. — Un médecin de campagne au XIXe siècle. 1 vol. in-18 jésus   2 fr.

LAURENT (Émile). — **L'amour morbide.** 1 vol. in-18 écu.   3 fr. 50

— L'Anthropologie criminelle. — 1 vol. in-8 carré.   3 fr.

— De la suggestion criminelle. — 1 vol. in-8 carré.   2 fr.

— Maladies des prisonniers. 1 vol. in-8, avec fig.   4 fr.

LEGROS (commandant). — **L'Aristotype,** avec une épreuve Liesegang. 1 vol. in-8 écu.   2 fr.

LEGROS (Commandant). — **Traité de Photogrammétrie.** 1 vol. in-8 couronne.   5 fr.

LELOUP. — Le Catha edulis, in-8 raisin, fig.   2 fr. 50

LEROUX. — Les Hôpitaux marins. 1 vol. in-8 raisin, avec gr.   10 fr.

LETULLE. — Guide pratique des sciences médicales pour 1891. 1 gros vol. in-18 raisin de 1,500 p., rel. à l'anglaise.   12 fr.
Le même, supplément pour 1892.

LEYMARIE (de). — **Délais judiciaires usuels.** 1 vol. in-8 jésus, broché. 2 fr. Cartonné.   2 fr. 50

M

MARCHAL. — Tarif des Douanes (dernière révision parue). 1 vol. in-18.   3 fr. 50

MARIAGE. — De l'intervention chirurgicale. 1 vol. in-8 raisin. 2 fr. 50

MASSIP (Armand). — **Annales Économiques.** Prix du n°   1 fr. 50

Envoi franco par la poste contre un mandat

MELLIÈRE. — **Étude chimique des Vératrées.** 1 vol. in-8 raisin   3 fr.

MEYAN (Paul). — **Annuaire des diplômés pour 1891.** 1 gros vol. in-18 jésus.   5 fr.

MEYNIARD. — **Le Second empire en Indo-Chine.** 1 gros vol. illustré.   7 fr. 50

— **Le Mois médical,** un an: 4 fr.

MONIN. — **Formulaire de médecine pratique.** nouvelle édition considérablement augmentée. 1 vol. in-18 raisin, cart.   5 fr.

— **Des Nodules osseux.** 1 vol. in-8. raisin.   2 fr.

MORAIN. — **Questions d'Internat,** manuel du candidat. 1 vol. in-18 raisin, cart.   7 fr. 50

N

NADAUD. — **Traitement de la Tuberculose pulmonaire par les injections hypodermiques d'aristol.** 1 vol. in-8 carré.   1 fr.

NIEWENGLOWSKI. — **Objectifs photographiques, essais et fabrication.** 1 vol. in-8.   2 fr.

NOEL (Eug.). — **Rabelais,** médecin, écrivain, curé, philosophe. 1 vol. in-18 raisin avec un portrait à l'eau-forte.   3 fr.

P

PAULIER (Armand). — **Questions d'External.** Manuel du candidat. 1 vol. in-18 raisin br.   6 fr.

PERCHAUX. — **Histoire de l'hôpital de Lourcine.** 1 vol. in-8 raisin.   2 fr. 50

PICHERY. — **Gymnastique des Écoles.** 1 vol. in-8 raisin, avec 30 fig.   5 fr.

PINGAT. — **De la prophylaxie des abcès du sein pendant la grossesse et l'allaitement.** 1 vol. in-8 raisin.   3 fr.

POLIDORE. — **Les Mines d'Or de l'Awa.** Une petite brochure in-16   0 fr. 70

— **Ports du Monde entier.** La livraison   1 fr. 25

PELISSIER. — **Profils Coloniaux.**

Q

QUINQUAUD. — **Thérapeutique clinique et expérimentale.** — 1 vol. in-8 carré.   10 fr.

R

RAYMOND (Paul). — **Traitement de la syphilis,** en Allemagne et en Autriche. 1 vol. in-8 carré.   3 fr.

REGAMEY. — **Panorama de Port-Blanc.** Album oblong.   2 fr. 50

REULLIER. — **Deux albums photographiques.** Format oblong.   5 fr.

ROBLOT. — **Guide pratique des exercices physiques.** Hygiène et résultats. 1 vol. in-8 carré, fig. 2 fr. 50

RODET (Paul). — **Memento d'accouchements.** Rédigé à l'usage des examens de sage-femmes d'après les théories de l'école de la Maternité. 1 vol. in-18 raisin.   3 fr.

RODET. — **Des climats et des stations climatiques,** traduit de l'anglais du Dr WEBER. 1 vol. in-8 carré.   5 fr.

Envoi franco par la poste contre un mandat

— **Memento d'obstétrique.** — Rédigé exclusivement à l'usage des candidats au troisième examen de doctorat. D'après les théories de l'École de la Maternité. 1 vol. in-18 raisin.   3 fr.

ROUSSELET. — **Les secours publics en cas d'accidents.** 1 vol in-8.   3 fr. 50

S

SABATIER (Camille). — **Touat Sahara et Soudan,** et le chemin de fer transsaharien avec une magnifique carte. 1 vol. in-8 écu.   6 fr.

— **Les sciences biologiques à la fin du XIXe siècle.** Médecine, hygiène, anthropologie, sciences naturelles, etc., publiées sous la direction de MM. Charcot, Léon Collin, V. Cornil, Duclaux, Dujardin-Beaumetz, Gariel, Marey, Mathias Duval, Planchon, Trélat, H. Labonne et Egasse, secrétaires.
Prix de la livraison (la 24e est en vente).   1 fr. 25
Souscription à l'ouvrage complet.   30 fr.

— **Les sciences médicales en 1889.** Préface Dujardin-Beaumetz. 1 vol. in-carré, cart.   8 fr.

T

TISSOT. — **Comptabilité à l'usage du commerce,** des banques et de administrations. 1 vol. in-8 raisin. 6 fr

— **Les calculs du commerce.** 1 vo in-18 jésus.   1 fr. 2

— **Le commerce.** 1 vol. in-18 jésus   25 fr

TOUVENAINT. — **Traité de la métrite du col.** 1 vol. in-8.   2 fr. 50

TROUSSEAU (A.). — **Travaux d'ophtalmologie.** 1 vol. in-8.   3 fr.

— **Guide pratique pour le choix des lunettes.** 1 vol. in-18 raisin, couverture en simili-cuir.   1 fr. 50

TUSSAU. — **Phtisie.** Voir FOWLER. 2 fr.

V

VIATOR. — **Le Touriste aux environs de Paris.** Ouvrage illustré paraissant en livraisons. La première est est en vente. La livraison.   1 fr. 25

PETITE ENCYCLOPÉDIE MÉDICALE

COLLECTION DE VOLUMES IN-18 RAISIN, CARTONNÉS A L'ANGLAISE, TÊTE DORÉE, A 3 FR.

Volume déjà publié.

HYGIÈNE DE L'OREILLE

Soins préventifs contre les affections auriculaires avec 5 figure dans le texte, par le Dr MOUNIER.

Tours, imprimerie Deslis Frères

LES GLYCÉRICÔNES DE KUGLER

(Suppositoires à la Glycérine)

Suppriment les lavements dans le traitement de
LA CONSTIPATION

Les Glycéricônes de Kûgler sont vivement appréciés, surtout en voyage, à cause de leur action sûre, de leur maniement facile et peu encombrant. Ils sont d'une grande utilité pour les **personnes alitées**, *les* **Dames en couches** *et les* **Bébés constipés** *par la dentition.*

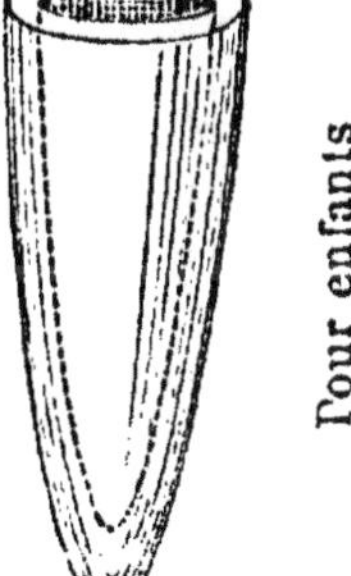

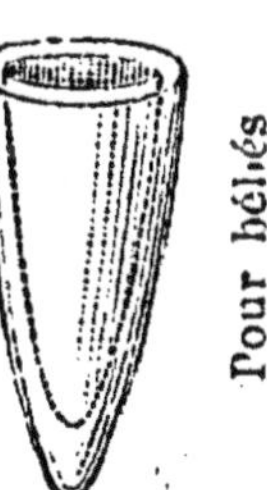

PRIX DE LA BOITE :

De 8 Glycéricônes.... **2 fr. 50** | De 25 Glycéricônes... **6 fr. 50**

VENTE AU DÉTAIL : 87, boulevard Malesherbes, PARIS, et bonnes Pharmacies

---

GUÉRISON rapide de la COQUELUCHE
PAR LE
SIROP RÉNIER au BROMOFORME

Dans tous les cas où le Sirop RÉNIER a été employé, la guérison a été obtenue dans l'espace de 15 à 20 jours. Le mode d'emploi est indiqué dans la notice qui accompagne chaque flacon.

Prix : 3 francs. Envoi franco par la poste, contre **3 fr. 50**, adressés à la **Pharmacie Martinet**, 70, rue Legendre, Paris.

DRAGÉES MARTINET à L'HÉMOGLOBINE

Principe ferrugineux naturel du sang, et à

L'EXTRAIT DE QUINQUINA

Employées avec succès contre **anémie, chlorose, troubles de la menstruation, fatigues de la grossesse, l'allaitement**, sans donner de constipation.

Dose : 4 à 6 dragées par jour, aux repas

Prix du Flacon, **4 fr.** Les 3 Flacons, **10 fr.** Envoi f° par la poste.

N. B. Le Tarif général de la pharmacie **MARTINET** est envoyé franco à toute personne qui en fait la demande.

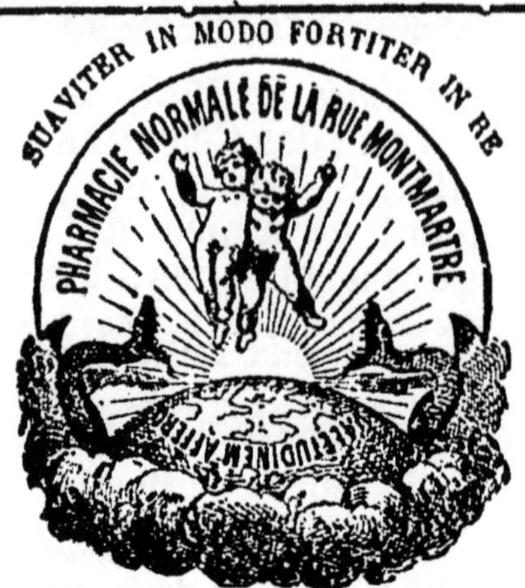

SUAVITER IN MODO FORTITER IN RE
PHARMACIE NORMALE DE LA RUE MONTMARTRE
QUOTIDIEM VIRE

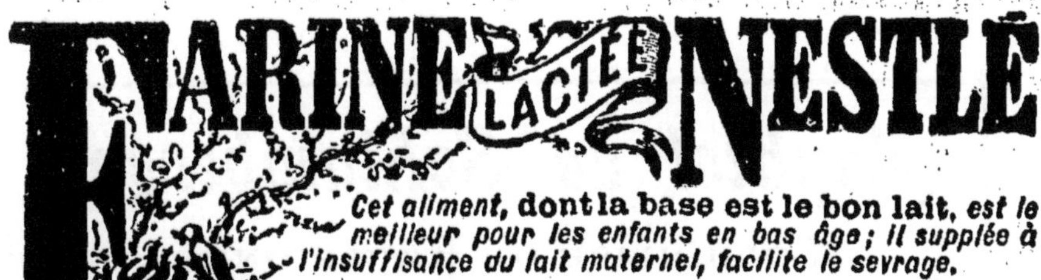

Au Mortier d'Or

J. GUÉRIDAUD & H. COULLON

PHARMACIENS DE PREMIÈRE CLASSE
EX-INTERNES MÉDAILLÉS DES HOPITAUX DE PARIS

PARIS. — 55, Rue de Sèvres, 55. — PARIS

Traitement spécial de l'Asthme *et des affections spasmodiques des Bronches.* Soulagement immédiat et constant. Guérison.

Envoi franco d'échantillon avec la brochure explicative et nombreuses attestations médicales.

Médication tonique et antiscrofuleuse *Huile de foie de morue de Norwège* iodoferrugineuse (marque déposée).

Elixir iodotannique simple
— — au phosphate de chaux (pur, non acide).

LABORATOIRE SPÉCIAL D'ANALYSES MÉDICALES

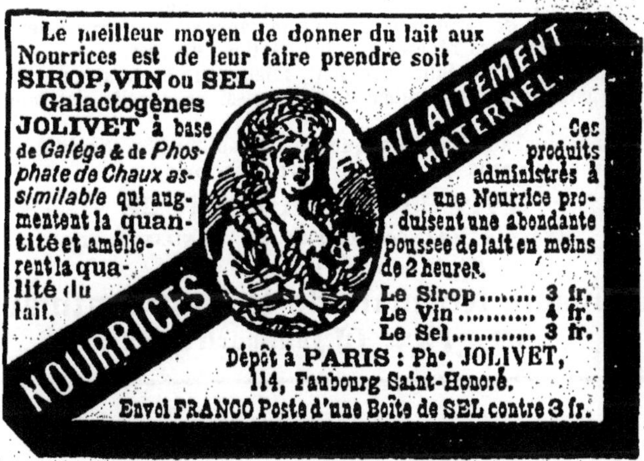

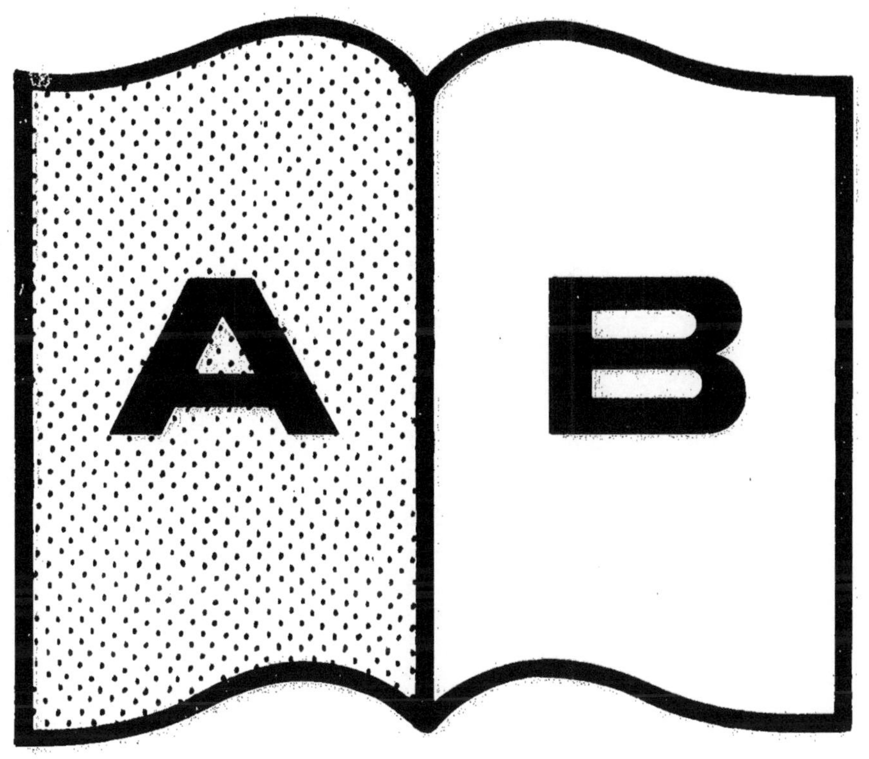

Contraste insuffisant

NF Z 43-120-14